In dieser Reihe sind
bisher erschienen:

Richtig Aerobic
Richtig Aikido
Richtig Ausdauertraining
Richtig Badminton
Richtig Basketball
Richtig Bergsteigen
Richtig Body-Styling
Richtig Carven
Richtig Fahrtensegeln
Richtig Fitness-Skating
Richtig Frauenfußball
Richtig Fußball
Richtig Golf
Richtig Golf länger und genauer
Richtig Golf rund ums Grün
Richtig Handball
Richtig Hanteltraining
Richtig Hochtouren
Richtig Hockey
Richtig Inlineskaten
Richtig Judo
Richtig Kanu fahren
Richtig Karate
Richtig Krafttraining
Richtig Laufen
Richtig Marathon
Richtig Mountainbiken
Richtig Nordic S
Richtig Paraglid
Richtig Qi Gong
Richtig Reiten
Richtig Rennrad fahren
Richtig Sanftes Krafttraining
Richtig Schwimmen
Richtig Segeln
Richtig Skitouren
Richtig Snowboarden
Richtig Sporternährung
Richtig Sportklettern
Richtig Stretching
Richtig Taekwondo
Richtig Tai-Bo
Richtig Tai Chi
Richtig Tanzen Lateinamerikanische Tänze
Richtig Tanzen Modetänze
Richtig Tanzen Standardtänze
Richtig Tauchen
Richtig Tennis
Richtig Tennistraining
Richtig Tischtennis
Richtig Torwarttraining
Richtig Trainieren im Fitness-Studio
Richtig Trainieren mit der Pulsuhr
Richtig Triathlon
Richtig Volleyball
Richtig Walken
Richtig Yoga

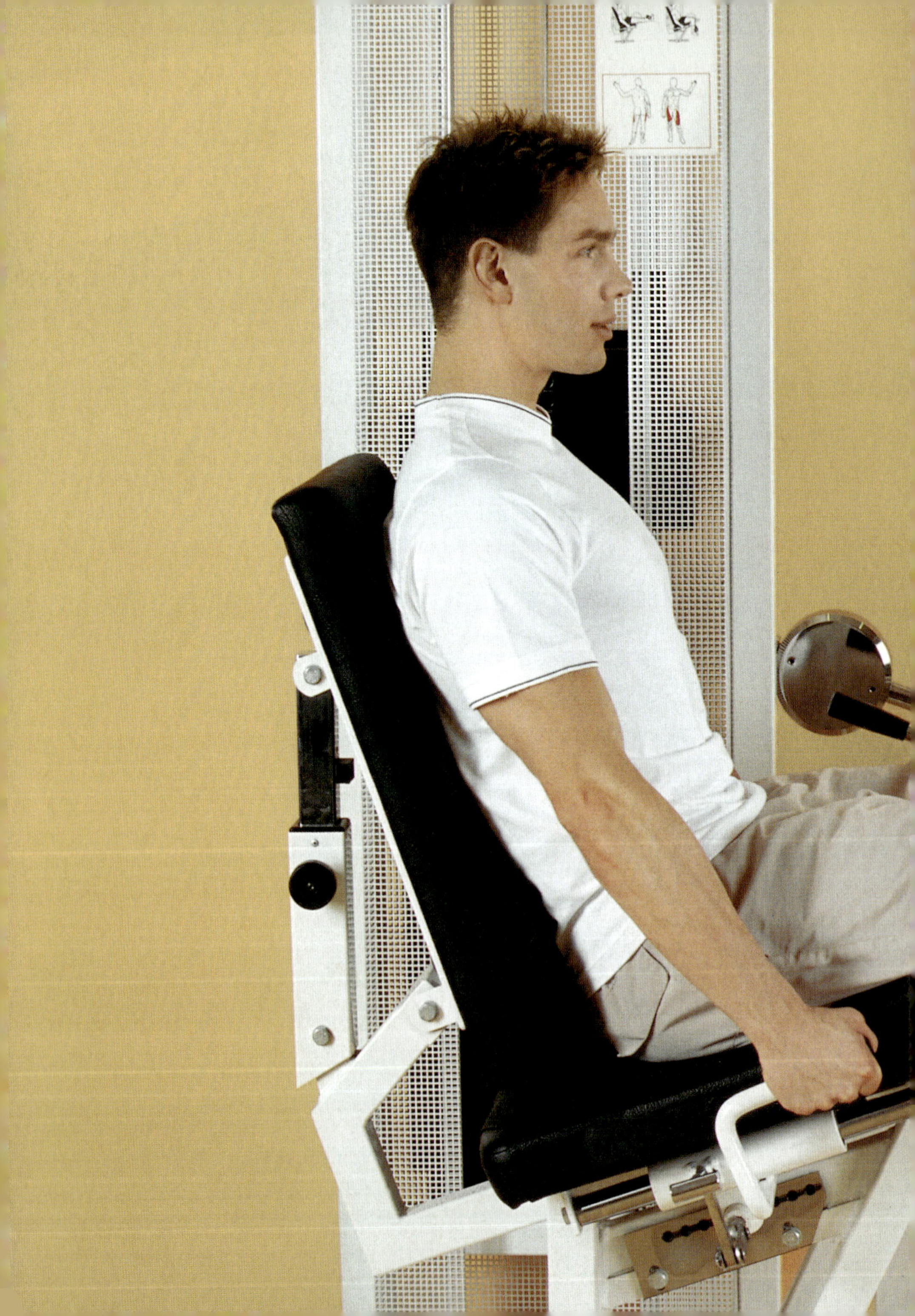

Wolfgang Mießner

richtig krafttraining

blvsportpraxistop

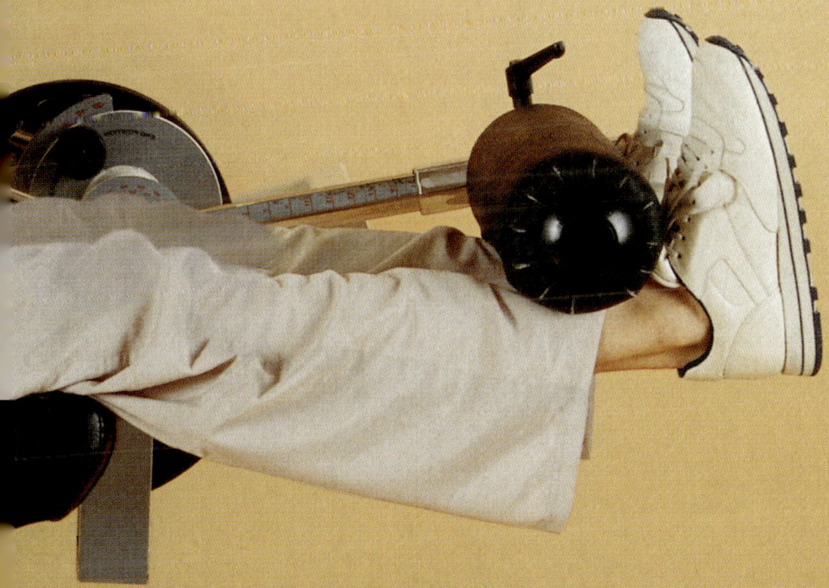

blv

Bibliographische Information
Der Deutschen Bibliothek

Die Deutsche Bibliothek verzeichnet diese Publikation in der Deutschen Nationalbibliographie; detaillierte bibliographische Daten sind im Internet über http://dnb.ddb.de abrufbar.

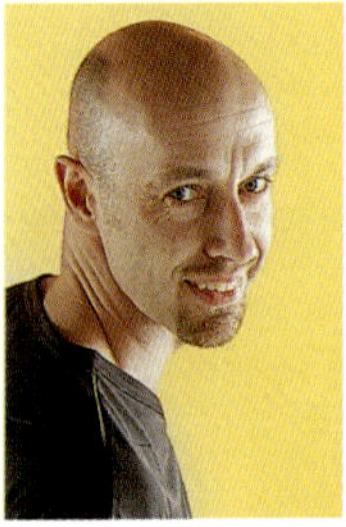

Wolfgang Mießner ist staatlich geprüfter Sport- und Gymnastiklehrer, mehrfach lizensierter Fitness- und Gesundheitstrainer, Polestar Pilates Instructor und ausgebildeter Yogalehrer mit mehr als 15 Jahren Berufs- und Ausbildungspraxis auf dem Fitness- und Gesundheitssportsektor.
Er bemüht sich insgesamt um die Entwicklung und Verbreitung gesundheitserhaltender und -fördernder Bewegungsprogramme. Im BLV-Verlag sind schon viele Fitness-Bücher von ihm erschienen.

BLV Buchverlag GmbH & Co. KG
80797 München

Lektorat: Maritta Kremmler, Claudia Götz
Herstellung: Rosemarie Schmid
Layoutkonzeption: Buch & Konzept,
Annegret Wehland, München
Layout: Anton Walter, Gundelfingen
Satz: agentur walter, Gundelfingen

Gedruckt auf chlorfrei gebleichtem Papier

Printed in Germany
ISBN 10: 3-8354-0003-7
ISBN 13: 978-3-8354-0003-0

Bildnachweis:
Alle Fotos von Ulli Seer
Grafiken: Jörg Mair

Umschlaggestaltung: Sabine Fuchs, fuchs_design, Ottobrunn
Umschlagfotos: Ulli Seer

Hinweis
Das vorliegende Buch wurde sorgfältig erarbeitet. Dennoch erfolgen alle Angaben ohne Gewähr. Weder Autor noch Verlag können für eventuelle Nachteile oder Schäden, die aus den im Buch vorgestellten Übungen und Informationen resultieren, eine Haftung übernehmen.

Einleitung

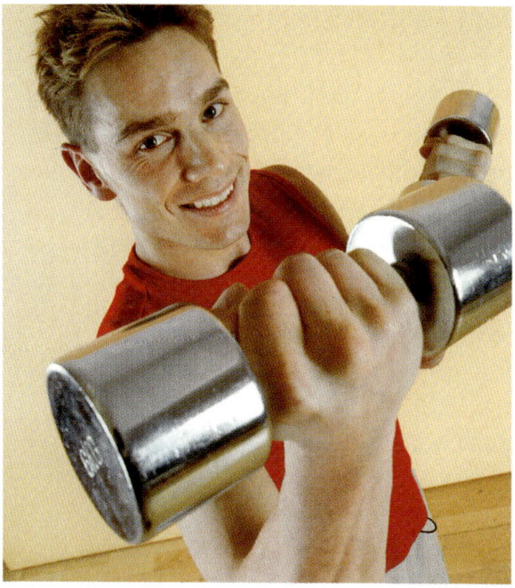

Muskelkraft – und dies ist keineswegs übertrieben – spielt als Überlebenseigenschaft für jeden von uns eine bedeutende Rolle. Nicht nur für fast alle Sportarten, auch im Alltag ist sie eine notwendige Basisfähigkeit des Menschen. Muskeln machen schließlich Bewegung möglich, Kraft erhöht letztendlich unsere Lebensqualität. Eine hohe Güte der Muskulatur, also deren Qualität und Ausprägung, dient auch dem ästhetischen Zweck und mit ihr assoziieren wir Gesundheit, Vitalität und Fitness. Kraft ist also wesentlich mehr als nur die Fähigkeit, möglichst hohe Gewichte zu stemmen. Kraft ist Leben! Denn das Training stärkt einfach alles. Nicht nur unsere Muskelkräfte profitieren davon, auch unsere Abwehrkräfte, Widerstandskräfte, Willensstärke und z. B. unsere Motivation für die vielen Aufgaben in unserem Leben.

Das Training zur Verbesserung unserer Kraft ist schon lange nicht mehr nur Bodybuilding. Seit geraumer Zeit existieren Begriffe wie gesundheitsorientiertes, fitnessorientiertes, leistungsorientiertes, präventives oder rehabilitatives Krafttraining – auch Bodystyling ist im Grunde nichts anderes als eine Art Krafttraining. Alles dient dazu, unseren Körper bzw. dessen Muskeln zu »erbauen«. Richtig ausgeführt nützt es jedem von uns, egal ob man Krafttraining betreibt, um seinen Körper zu modellieren, sein Gewicht zu kontrollieren, Rückenschmerzen vorzubeugen, Beschwerden am Bewegungsapparat zu lindern oder einfach um schon frühzeitig dem altersbedingten Muskelabbau entgegenzuwirken und somit lange Zeit fit und selbstständig zu bleiben. Die große Bedeutung der Kraft als Leistungsfähigkeit des Menschen in Beruf, Alltag oder Sport ist in Fachkreisen unbestritten und wird von Ärzten aller Fachrichtungen anerkannt.

Das vorliegende Buch dient in erster Linie dem Einsteiger, Wiedereinsteiger und leicht fortgeschrittenen Kraftsportler. Es schafft eine grundlegende und zugleich breite Wissensbasis für das fundierte Krafttraining im Gesundheits- und Fitnessbereich. Doch auch der fortgeschrittene Athlet erfährt hier mit Sicherheit einige aktuelle Daten aus dem großen Gebiet des Krafttrainings. Die Wissenschaft des Sports liefert auf Grund kontinuierlich betriebener Studien und Forschungen ständig neues Wissen für alle Beteiligten – als ambitionierter Sportler sollte man sich über Neuerungen immer auf dem Laufenden halten.

So »arbeiten« Sie mit diesem Buch:

Ich verwende absichtlich den Begriff »arbeiten«, denn – seien Sie ehrlich – »lesen« können Sie einen spannenden Roman oder eine interessante Biografie. Dieses Buch ist allerdings kein Roman, sondern tatsächlich eine Art Arbeitsbuch. Es beinhaltet Theoretisches und Praktisches und Sie sollten es anhand Ihres individuellen Wissens durcharbeiten, oder besser: *mit* ihm arbeiten. Übrigens, auch wenn Sie denken, dass Sie das ein oder andere bereits kennen – Wiederholungen tun jedem gut. Informationen prägen sich dadurch einfach besser ein.
Das erste Kapitel »Muskeln, Kraft und Training« liefert einige Basics bezüglich der Thematik und stimmt Sie auf das Krafttraining ein. Es beantwortet bereits eine Menge Fragen, die im gesundheits- und fitnessorientierten Krafttraining regelmäßig auftauchen.
Das folgende Kapitel »Sportbiologische Grundlagen« dient Ihrer Sensibilisierung für die Hintergründe. Es zeigt sich immer wieder, dass ein Training umso bewusster durchgeführt werden kann, je mehr man über seinen Körper bezüglich der anatomischen und physiologischen Gegebenheiten weiß. Und bewusstes Training bedeutet nicht zuletzt auch erfolgreiches Training.
Die »Kleine Trainingslehre«, das dritte Kapitel, legt einen weiteren wichtigen theoretischen Grundstein für die Praxis des Krafttrainings. Ohne dieses Wissen wäre das Training nur eine zufällige und nicht durchdachte bzw. ungeplante Abfolge von verschiedenen Handlungen. Man könnte auch sagen, dass die Trainingslehre das Training systematisiert, ihm einen Plan gibt.
Das vierte Kapitel »Trainingsmittel« ist ein recht kurzes, dennoch nicht uninteressantes. Gewichte, egal in welcher Form, stehen schließlich im Mittelpunkt des Krafttrainings. Sie erfahren hier, dass man auch ohne »schweres Eisen« effektiv trainieren kann.
Obwohl alle Kapitel Bezug zur Praxis nehmen, beschäftigt sich der »Übungskatalog«, das fünfte Kapitel, ausschließlich mit den tatsächlichen Übungen. Nach einer kurzen Einleitung werden Sie eine Menge Beispiele an Grund- und Variationsübungen an die Hand bekommen, mit denen Sie über viele Monate erfolgreich trainieren können.
Im letzten Kapitel »Trainingsprogramme« sind mehrere Trainingspläne vorgestellt, die Ihnen helfen sollen den richtigen Einstieg in Ihr Kraftprogramm zu finden. Selbstverständlich können Sie diese individuell verändern bzw. erweitern.
Wer also einen intensiven Crash-Kurs zum Thema »Krafttraining« wünscht, liest dieses Arbeitsbuch am besten von der ersten bis zur letzten Seite. Danach hat man so viel Wissen, dass man in der Lage ist, sein Training von A bis Z zu planen, zu koordinieren und natürlich durchzuführen. Wer allerdings gezielt nach Informationen sucht oder zur Wiederholung bestimmte Dinge nachschlagen will, wirft einfach einen Blick in das Inhaltsverzeichnis oder das Register auf Seite 126.
Noch ein Tipp: Versuchen Sie nicht, auswendig zu lernen wie damals in der Schulzeit. Man läuft Gefahr, dass dann auch das Training zur unangenehmen Pflicht wird. Halten Sie dieses Buch einfach stets griffbereit, um neue oder in Vergessenheit geratene Informationen nachzulesen. So macht es bestimmt mehr Spaß!

Muskeln, Kraft und Training

Die Bedeutung der Kraft

Kraft war schon in der Antike ein zentrales Thema. Sie signalisierte Macht, Stärke und Durchsetzungsvermögen. Damals war die Kraft ein reines Männerthema. Sie spielte auch als Überlebenseigenschaft eine wesentliche Rolle. Einige der altertümlichen Signalwirkungen von Kraft und Stärke hielten sich sogar bis in die 1980er Jahre, als die damaligen Bodybuilding-Studios ihre »Saison« hatten. Auch zu dieser Zeit war Kraft einfach männlich und wurde immer mit dicken Muskelknollen an den Oberarmen gleichgesetzt. Die Betrachtungsweise von Kraft hat sich in den letzten 25 Jahren etwas geändert. Kraft ist »individueller« geworden, auch wenn dabei viele Menschen immer noch an den mehrfachen Mr. Universum Arnold Schwarzenegger denken. Auch dank der Sportwissenschaft, die sich dieses Themas verstärkt angenommen hat, wird Kraft mannigfaltiger betrachtet und hat sogar richtige Bedeutungen erhalten. (Hierzu erfahren Sie gleich mehr). Diese wissenschaftliche Auseinandersetzung kommt allen Beteiligten zugute – Sportler, Trainer und Therapeuten profitieren von den unterschiedlichsten Forschungsergebnissen und werden, sofern sie Interesse dafür zeigen, laufend mit neuesten Erkenntnissen versorgt.

Muskeln – nicht nur wichtig zum Überleben, sondern für viele auch schön anzusehen.

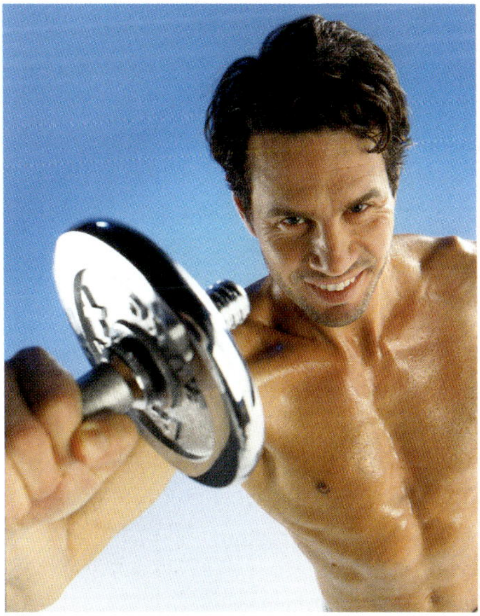

Die für Ihr Krafttraining wichtigsten neuen Erkenntnisse sind in diesem Buch zusammengestellt.

Die *Kraft* ist eine unserer fünf motorischen Fähigkeiten. Die anderen sind *Ausdauer, Beweglichkeit, Schnelligkeit* und *Koordination*. Diese Fähigkeiten fasst man unter dem Begriff Kondition zusammen. Hierbei ist die Kraft eine der wichtigsten, da erst durch sie muskuläre Arbeit möglich wird und die anderen motorischen Fähigkeiten auf ihr aufbauen. Bedenken Sie:

- Ohne Kraft könnten wir unsere Ausdauer nicht trainieren, beispielsweise kein lang anhaltendes Lauftraining durchführen.

- Ohne Kraft könnten wir kein Beweglichkeitstraining durchführen, da trainierte Muskeln für das aktive statische Stretching notwendig sind.
- Ohne Kraft könnten wir keine Schnelligkeit erreichen, da ein Sprint (ob bei einem Wettkampf auf der Aschenbahn oder am Morgen zum Bus) nur mit kräftigen Beinmuskeln möglich ist.
- Ohne Kraft könnten wir uns nicht koordiniert bewegen, da ein ausgewogen trainiertes Muskelkorsett uns die nötige Balance im Alltag und Sport ermöglicht und gleichzeitig für harmonische Bewegungsabläufe zuständig ist.

Aus diesen Ausführungen wird deutlich, dass ein individuell gut ausgeprägtes Kraftniveau vielfältig greift und nicht zwangsläufig etwas mit großen Muskelbergen zu tun haben muss.
Das Gewicht, welches gerade angesprochen wurde, muss dabei nicht immer ein Gegenstand sein, etwa eine Hantel. Auch wir selbst können das »Gewicht« darstellen. Schließlich müssen wir uns schon bei den einfachsten alltäglichen Handlungen in Bewegung setzten, unsere Trägheit bezüglich der natürlichen Erdanziehungskraft überwinden. Jeder Mensch braucht also Kraft. Stehen, Sitzen, Gehen – für all das stellt unser Körpergewicht einen »biologischen Widerstand« dar. Bezüglich des Trainings zur Verbesserung unserer Kraftleistungen kann das reine Körpergewicht ebenfalls einen nicht zu unterschätzenden Widerstand darstellen. Denken Sie hierbei nur an die klassischen Klimmzüge oder Liegestütze.
Zur klaren Differenzierung kann man die Bedeutung der Kraft und das damit in Verbindung stehende Krafttraining letztendlich in vier Hauptgruppen gliedern:

HINTERGRUND

Physikalisch betrachtet ist die Kraft (F) das Produkt aus Masse mal Beschleunigung.
Biologisch gesehen ist sie die Fähigkeit des Nerv-Muskel-Systems, Widerstände zu überwinden, also ein Gewicht zu heben, Widerständen entgegenzuwirken, also ein Gewicht kontrolliert zu senken, und Widerstände zu halten, also ein Gewicht in einer bestimmten Position durch Muskelkraft zu fixieren.

Präventive Bedeutung

- Krafttraining dient dem Erhalt und der Verbesserung der allgemeinen körperlichen Leistungsfähigkeit sowie der nötigen Belastbarkeit des Stütz- und Bewegungsapparates (Knochengerüst und Muskelsystem).
- Eine gut ausgeprägte Skelettmuskulatur bildet einen äußerst effizienten Schutz vor Verletzungen und Verschleißerscheinungen. Eine feste Muskulatur im Rumpfbereich schützt z. B. die inneren Organe vor Schlägen und Stößen.
- Unser Skelett wird durch Muskeln, Sehnen, Bänder und Gelenkstrukturen zusammengehalten. Gezieltes Krafttraining erhöht diese Stabilität.
- Kontinuierlich betriebenes Krafttraining wirkt dem altersbedingten Knochen- (Osteoporose) und Muskelabbau (Muskelatrophie) erfolgreich entgegen.

• Ein individuell ausgerichtetes Krafttraining kann muskuläre Dysbalancen ausgleichen. So ein muskuläres Ungleichgewicht entsteht beispielsweise bei immer wiederkehrenden sportartspezifischen (Tennis, Golf) und alltäglichen (PC-Arbeit, Schule) monotonen Bewegungen. Haltungsschwächen, Rückenbeschwerden oder einseitige und vorzeitige Abnutzungserscheinungen der betreffenden Regionen können somit vermieden werden.

• Eine sorgfältig trainierte Ganzkörpermuskulatur erhöht unsere Koordinationsfähigkeit. Komplizierte Bewegungsabläufe können wir somit leichter vollziehen, Fehlbewegungen werden besser ausgeglichen. Dieser Vorteil kommt uns nicht nur bei verschiedenen Sportarten zugute, sondern auch im Alltag.

Rehabilitative Bedeutung

• Krafttraining ist im Prozess der Wiederherstellung nach Verletzungen oder operativen Eingriffen am Bewegungsapparat von immenser Bedeutung.

• Krafttraining kann gelegentlich auftretende Beschwerden am Bewegungsapparat beseitigen. In diesem Zusammenhang sind die am häufigsten betroffenen Bereiche Rücken, Knie- und Schultergelenke zu nennen. Ein moderat gestaltetes Krafttraining wirkt hier oft Wunder, sodass oft auf eine medikamentöse Behandlung verzichtet oder eine bestehende Dosis deutlich verringert werden kann.

Physische Bedeutung

• Krafttraining kann den Körper gezielt formen, ihm neue Konturen und Proportionen verleihen. Muskeln werden aufgebaut und Gewebe wird gestrafft.

• Krafttraining reduziert aufgrund des zu erwartenden höheren Muskelanteils im Körper den prozentualen Körperfettanteil. Ein weiterer Fettansatz wird gemindert, da ein erhöhter Muskelanteil (auch im Ruhezustand) den Kaloriengrundumsatz des Trainierenden automatisch erhöht.

• Krafttraining mit dem Ziel der spezifischen Leistungsverbesserung dient als wichtige Grundlage für die meisten Sportarten. Kein Athlet, egal aus welcher sportlichen Disziplin, verzichtet heutzutage auf ein zielgerichtetes Kraft- und Muskeltraining.

Psychische Bedeutung

• Krafttraining steigert (bereits ab der ersten Trainingseinheit) das Selbstbewusstsein und das Selbstwertgefühl.

• Wer seine Kraft trainiert, trainiert auch das Gefühl für seinen Körper. Die Sensibilität sich selbst gegenüber steigt, Körperbewusstsein und -wahrnehmung erhöhen sich.

WICHTIG

Konzentrieren Sie sich beim Krafttraining auf Dauer nicht ausschließlich auf Ihre Lieblingszonen (häufig Oberarme, Brust, Bauch), sondern streben Sie eine ausgewogene Ganzkörpermuskulatur an! Hierzu zählen auch die Zonen, welche man im Spiegel selbst etwas schlechter sieht, wie beispielsweise unterer und oberer Rücken, Gesäß und Beine. Nur so können Sie alle Vorteile des Krafttrainings voll ausnutzen.

- Ein intensives Training macht einfach gute Laune! Es verbessert die Stimmung und das Wohlbefinden, Stress wird abgebaut.
- Krafttraining kann die organischen und seelischen Vorgänge im Körper im Gleichgewicht halten.

Training – die Arbeit am Körper

Wie Sie sehen, sind die Bedeutungen der Kraft mannigfaltig. Jeder Trainierende zieht seine eigenen Vorteile aus dem Training. Als junger Mensch will man eventuell einfach nur einen sportlichen und attraktiven Körper. Als Mittdreißiger beginnt man vielleicht mit dem Training, weil man eine Problemzone in den Griff bekommen will. Man trainiert und hat ein persönliches Ziel vor Augen, ohne sich eventuell der vielen weiteren Vorteile bewusst zu sein. Krafttraining ist immer Arbeit am eigenen Körper – und diese kann, obwohl zwei unterschiedliche Personen mit den gleichen Geräten trainieren oder identische Übungen durchlaufen, völlig unterschiedliche Ziele verfolgen.
Die einen betreiben Krafttraining im Sinne von tatsächlichem Bodybuilding, andere wiederum Bodystyling, der Nächste trainiert seine Kraft, weil er seine Gesundheit stabilisieren will, ein anderer hinsichtlich eines guten Ergebnisses bei einem seiner anstehenden Wettkämpfe. Wenn also mit einer ganz bestimmten Übung viele unterschiedliche Personen gänzlich verschiedene Ziele verfolgen, ist das nichts Außergewöhnliches. Es kommt einzig und allein darauf an, mit welchem Gewicht man trainiert, wie viele Wiederholungen man macht, welche Bewegungsgeschwindigkeit und welche Methode oder Organisationsform man wählt. Alle trai-

HINTERGRUND

Sportwissenschaftlich wird Krafttraining als eine Trainingsart zur Verbesserung der verschiedenen Erscheinungsformen der Kraft (Maximalkraft, Schnellkraft, Kraftausdauer, etc.) definiert.

Ob Bodybuilding oder Bodystyling, die Trainingsziele sind unterschiedlich.

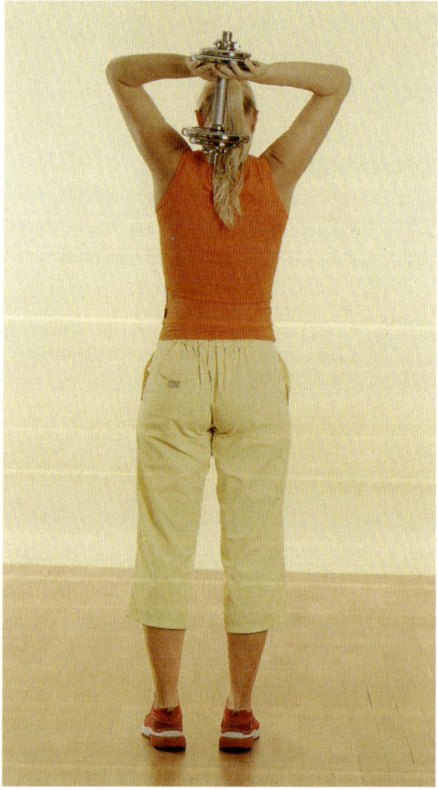

ningsrelevanten Fakten und/oder Gegebenheiten werden in der so genannten *Trainingslehre* zusammengefasst (Kapitel »Kleine Trainingslehre ab Seite 35).

Training und Trainierbarkeit

Der Begriff *Training* lässt sich im allgemeinen Sprachgebrauch für viele verschiedene Bereiche anwenden. Im sportlichen Sinne versteht man darunter einen geplanten Übungsprozess, der ein gewisses Maß an Verbesserung im jeweiligen vorab festgelegten Zielbereich anstrebt. Krafttraining soll also einen momentan vorherrschenden Leistungszustand positiv verändern.
Welches Ziel Sie mit Ihrem Training auch immer verfolgen, es muss stets nach gewissen Gesetzmäßigkeiten geplant, organisiert und gesteuert werden. Ein Training ohne Plan, ein intuitives Training also, führt selten zum gewünschten Erfolg, auch wenn immer noch viele erfahrene Kraftsportler das Gegenteil behaupten mögen.
Ein Einsteiger muss anders trainieren als ein Fortgeschrittener, ein Fitnesskraftsportler anders als ein Gesundheitskraftsportler, ein Rückengeplagter anders als jemand, der Knieprobleme hat.
Die tatsächliche *Trainierbarkeit*, also der Grad oder die Möglichkeit der Anpassung an Trainingsbelastungen, bestimmt den gesamten Trainingsprozess. Junge Menschen haben z. B. eine andere Adaptionsfähigkeit (Anpassungsfähigkeit) als ältere. Fortgeschrittene benötigen weiterführende Trainingsmethoden. Frauen reagieren anders auf Muskeltraining als Männer. Diese Aufzählung könnte man noch eine Weile fortführen. Allgemein kann man sagen, dass die Trainierbarkeit von einer Reihe *endogener* und *exogener* Faktoren abhängig ist. Die Tabelle zeigt einen Überblick.
Werden diese inneren und äußeren Größen oder Umstände außer Acht gelassen, führt ein Training – wenn überhaupt – nur zufällig zum gewünschten Ergebnis. Gleiches gilt für die Belastungsfaktoren. Sie sind ebenfalls wichtiger Bestandteil des Trainingsprozesses.

Belastungsfaktoren im Krafttraining

Jeder weiß, dass zur Verbesserung einer bestimmten sportlichen Leistung entsprechende Belastungen notwendig sind. Hier gibt es mehrere Faktoren, die so genannten *Belastungsfaktoren*. In der Literatur findet man auch Begriffe wie Belastungskomponenten, -normative, -kriterien. Diese Faktoren sind Bestandteil unserer individuellen Formel für das Krafttraining (wir hatten diese »persönliche Formel« bereits erwähnt) und in der Definition allgemeingültig. Für ein erfolgreiches, also individuelles Krafttraining jedoch müssen sie gesteuert werden, und zwar so, dass sie zu uns passen. Die Belastungsfaktoren bestimmen wir demnach selbst.
Es sind

- die Belastungsintensität
- die Belastungsdauer
- der Belastungsumfang
- die Belastungsdichte
- der Trainingsumfang
- die Trainingshäufigkeit.

Faktoren, die den Grad der Anpassung an Trainingsbelastungen beeinflussen	
Endogene Faktoren sind Faktoren, welche von »innen« heraus entstehen bzw. entstanden sind	Geschlecht, Alter, Körperbautyp, Veranlagung (Gene), Gesundheits- und Trainingszustand u. a.
Exogene Faktoren sind Faktoren, welche von »außen« verursacht werden bzw. kommen	Ernährung, Umweltbedingungen, Jahreszeit, Trainingsmittel, Trainingsmethoden, Qualität und Quantität der Belastung, Motivation und Einsatzbereitschaft u. a.

In ihrer Gesamtheit ergeben sie die Trainingsbelastung, welche zu einer Beanspruchung unserer Funktionssysteme führt. In der Verbindung mit den Trainingsmitteln (Hanteln, Geräte usw.), den Trainingsinhalten (Übungen) und den Trainingsmethoden (siehe ab Seite 44) ergeben sie das »Training«, unabhängig davon, welches Ziel man letztendlich verfolgt bzw. welche »Formel« man sich zusammenstellt. Sehen wir uns diese wichtigen Belastungsfaktoren etwas näher an.

Die Belastungsintensität

Die Belastungsintensität wird durch den Anstrengungsgrad einer Übung bestimmt. Als Beschreibungsgröße wird in der Regel die Last, gemessen in Kilogramm (mit wie viel Gewicht führen wir die Übung aus?) oder in Prozent der Maximalkraft (%F_{max}) verwendet.

Dabei gilt:

Maximale Intensität	= 90 – 100 % F_{max}
Submaximale Intensität	= 80 – 90 % F_{max}
Mittlere Intensität	= 70 – 80 % F_{max}
Leichte Intensität	= 50 – 70 % F_{max}
Geringe Intensität	= 30 – 50 % F_{max}

Bei der prozentualen Bestimmung des Trainingsgewichtes wird immer vom aktuellen Leistungsstand des Einzelnen ausgegangen. Die aktuelle maximale Kraftfähigkeit eines jeden von uns beträgt stets 100 %, unabhängig vom Gewicht, welches wir bewältigen können. Werden 100 % als Intensität genannt bzw. bestimmt jemand sein Trainingsgewicht als »maximal« (= »Mehr geht nicht«), kann das gleiche Gewicht für eine andere Person lediglich 80 % ihrer Maximalkraft bedeuten. Im Laufe unseres eigenen Trainingsprozesses wird sich auch unsere eigene Maximalkraft verändern. Sie bleibt also nicht gleich, da wir – einfach ausgedrückt – stärker werden.

WICHTIG

Werden die Belastungsfaktoren in ihrer Kombination zu hoch bzw. zu intensiv und stark gewählt, kann es bereits nach kurzer Zeit zu körperlichen Beschwerden und Motivationsmangel kommen. Nicht selten leidet auch die Trainingsqualität, d. h. Übungen werden aufgrund von Fehlsteuerungen und Überlastungen des Organismus schlampig und unsauber ausgeführt. Längerfristige Überlastungen führen zu Übertraining. Der Körper wird also nicht sinnvoll belastet, sondern überlastet.

Die Belastungsdauer

Die Belastungsdauer gibt an, wie lange eine bestimmte Kraftübung auf die entsprechende Muskulatur einwirkt. Gewöhnlich gilt hier die Angabe über die Anzahl der Wiederholungen (WH), manchmal, z. B. beim Zirkeltraining, auch über eine bestimmte Zeiteinheit.

Der Belastungsumfang

Der Belastungsumfang stellt die Gesamtmenge der bewältigten Last in Kilogramm innerhalb einer Übung dar. Wer also »Kniebeugen« mit 70 kg, 10 Wiederholungen und 3 Sätzen durchführt, hat einen Belastungsumfang von 2100 kg.

$$3 \times 10 \times 70\ \text{kg} = 2100\ \text{kg}$$

Die Belastungsdichte

Die Belastungsdichte ergibt sich aus dem zeitlichen Verhältnis von Belastungssätzen und Satzpausen innerhalb einer Trainingseinheit und wird im Wesentlichen durch die Pausenzeiten zwischen den einzelnen Sätzen bestimmt. Wenn Sie zum Beispiel nur kurze Satzpausen einlegen, haben Sie eine höhere Belastungsdichte, als bei längeren Pausen. Meist ist eine hohe Dichte (z. B. beim Zirkeltraining) mit einer niedrigeren Belastungsintensität (weniger Gewicht) gekoppelt oder umgekehrt.

Der Trainingsumfang

Der Trainingsumfang ergibt sich aus der Anzahl der Sätze und Wiederholungen sowie der Belastungsintensität bei allen Übungen innerhalb einer Trainingseinheit.

Die Trainingshäufigkeit

Die Trainingshäufigkeit gibt die Menge der wöchentlichen Trainingseinheiten an. Sie richtet sich nach der Zielsetzung, der Wertigkeit (Stellenwert) des Trainings für den Einzelnen und dem Leistungsniveau.

Überlastung im Training

Überlastung im bzw. durch Training ist für niemanden ein erfreulicher Trainingseffekt. Wir wissen bereits, dass die Belastung im Training durch die verschiedenen *Belastungsfaktoren* von uns gesteuert wird. Allein ihre Definition sagt noch nichts über die tatsächlichen Größenverhältnisse aus. Man muss sie stets individuell anpassen. Wer sich hierbei grob verschätzt, dem können zwei Dinge passieren. Entweder die Trainingsbelastung ist zu gering, dann sind die Effekte ebenso gering oder treten erst gar nicht in Erscheinung. Oder die Trainingsbelastung ist zu hoch, was auf Dauer eine negative Leistungsentwicklung nach sich zieht. Selbstverständlich muss die Trainingsbelastung einen gewissen Schwellenwert überschreiten (siehe auch »Prinzip des wirksamen Reizes« Seite 53) – man nennt dies auch Kurzzeitüberlastung –, damit sich der Körper in Folge daran orientieren kann, jedoch muss zwischen optimaler Belastung und Überlastung ein dicker Trennstrich gezogen werden, auch wenn diese Grenze leicht zu durchbrechen ist.

Eine dauerhaft zu hohe Beanspruchung des Körpers durch falsch abgeschätzte bzw. zu hoch angesetzte Belastungsfaktoren (= Langzeitüberlastung) und fehlende oder zu kurze Regenerationsphasen (= Tage *ohne* Training) führt zwangsläufig zum Übertraining – ein Albtraum für jeden Athleten, ob fitness- oder leistungsorientiert trainierend. Übertraining kann jeden von uns »treffen«. Gerade einsteigende oder wiedereinsteigende Sportler laufen Gefahr, durch ständige Trainingsattacken und mit viel zu hoher Belastung das aufzuholen, was sie vielleicht jahrelang versäumt haben. Gerade in Trainingsphasen oder zu Zeitpunkten, in denen die Leistungssteigerung etwas ins Stocken geraten ist, versuchen viele durch immer höhere Intensitäten einen weiteren Leistungszuwachs zu erzwingen. Auch das ist nicht die richtige Formel. Neue Reize und somit neue Trainingsanpassung (auch Leistungssteigerung) erreicht man auf anderem Wege. Zum Beispiel mit einer Änderung der Organisationsform oder der Trainingsmethode. Auch neue Übungen bzw. Variationen sind geeignet.

WICHTIG

So vermeiden Sie Überlastungen:

- *Wechseln Sie zwischen schweren/harten und leichteren Trainingseinheiten!*
- *Nach intensiven Trainingswochen müssen weniger intensive folgen!*
- *Schenken Sie Ihren Regenerationsphasen besondere Aufmerksamkeit, insbesondere dann, wenn Sie es gewohnt sind intensiv zu trainieren!*
- *Kein Erfolg kommt kurzfristig! Planen Sie Ihren Trainingsprozess deshalb langfristig. Bei Bedarf einen kompetenten und erfahrenen Trainer engagieren.*
- *Denken Sie stets an den Leitsatz: Qualität vor Quantität! »Viel« ist nicht immer auch »gut«.*

Muskelkater

Muskelkater muss man nicht zwingend in den Bereich des Übertrainings einsortieren. Er ist eher eine kurzfristige Erscheinung, die durch neuartige Bewegungsformen entstehen kann und somit nicht nur eine Angelegenheit für Einsteiger. Auch fortgeschrittene Kraftsportler führen schließlich von Zeit zu Zeit neue Übungen und Methoden durch, die für den Körper ungewohnt sind und Muskelkater nach sich ziehen können. In der Regel wird er nach einem halben bis ganzen Tag spürbar und klingt nach drei bis fünf Tagen wieder ab.

Man nahm lange Zeit an, dass Muskelkater durch eine erhöhte Milchsäureproduktion entsteht. Aufgrund neuerer Untersuchungen muss man diese These jedoch verwerfen. Heute geht man davon aus, dass so genannte Mikrotraumen (kleinste Verletzungen) im Muskel für diesen ungeliebten Schmerz verantwortlich sind. Der immer noch kursierende Rat vieler »Experten«, dass das Training nur etwas bringt, wenn man danach Muskelkater hat, ist also ziemlich abwegig. Aber man muss auch keine Angst vor ihm haben. Diese kleinen Verletzungen verheilen wieder, vorausgesetzt man schont sich ein bisschen und sorgt für wärme- und durchblutungsfördernde Maßnahmen. Leichtes Training bzw. Gymnastik, eine wärmende Salbe oder Fango, ein Besuch in der Sauna oder im Pool sind wirkungsvolle Mittel. Während der Phase des Muskelkaters sollte man auf hohe Kraftbelastungen verzichten, da sie ohnehin sehr schmerzhaft sind und größere Verletzungen nach sich ziehen können! Verzichten Sie auch auf Massagen. Der Muskel wird dadurch nur noch mehr irritiert, der Heilungsprozess verlangsamt.

Arbeitsweisen des Muskels

Alltägliche und sportliche Bewegungsformen werden durch die unterschiedlichen Arbeitsweisen und Kontraktionsformen unserer Muskeln erst möglich.
Damit Sie sich im Dschungel der Fachbegriffe zurechtfinden und sich künftig »professionell« mit Trainern und Trainingskollegen unterhalten können, wollen wir etwas näher darauf eingehen.
Zunächst unterscheidet man die *dynamische* und *statische* Arbeitsweise. Bei der dynamischen ist äußere Bewegung erkennbar. Bei der statischen findet keine Bewegung statt.

Dynamisch = bewegt, mit Bewegung
Statisch = haltend, ohne Bewegung

Die dynamische Arbeitsweise wird nochmals eingeteilt in *positiv* dynamisch und *negativ* dynamisch.

Positiv dynamisch
= überwindend, konzentrisch
Negativ dynamisch
= nachlassend, exzentrisch

Schematische Darstellung der statischen Muskelarbeit

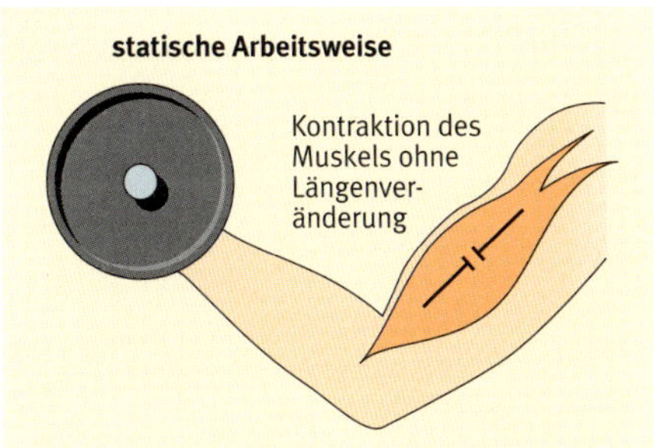

Schematische Darstellung der positiven und negativen dynamischen Arbeitsweise eines Muskels.

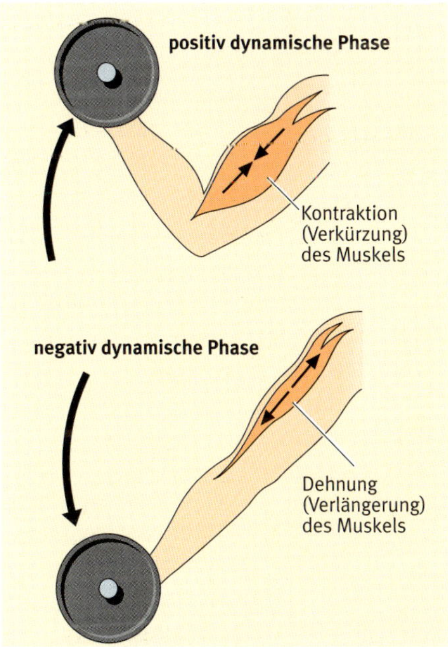

Vertiefen wir diese Unterschiede:
Bei der *konzentrischen* bzw. *positiv dynamischen* Arbeitsweise wird ein Widerstand überwunden. Wir heben z. B. eine Hantel. Der Muskel verändert seine Länge, er kontrahiert und wird kürzer. Im Gegensatz dazu gibt es die *exzentrische* bzw. *negativ dynamische Arbeitsweise*. Hierbei muss ein Muskel einem Widerstand nachgebend entgegenwirken. Dies passiert jedes Mal, wenn wir z. B. eine Hantel kontrolliert senken. Der Muskel wird wieder länger, er dehnt sich, ist allerdings immer noch kontrahiert. Den beiden dynamischen Arbeitsweisen steht die statische gegenüber. Es findet keine Bewegung statt. Der Muskel spannt sich zwar an, er kontrahiert, verändert seine Länge jedoch nicht. Dies geschieht jedes Mal, wenn wir ein Gewicht »halten«. Beim Krafttraining findet meist eine Kombination aus positiv und negativ dynamischer und statischer Arbeitsweise statt. Betrachten wir dazu den klassischen Oberarmcurl auf Seite 92 etwas genauer. Mit dem Beugen des Armes und somit dem Heben der Hantel überwinden wir einen Widerstand, der Muskel ist positiv dynamisch tätig. Sind wir oben angekommen, müssen wir, wenn auch nur für einen kurzen Moment, die Bewegungsphase anhalten (= statische Arbeitsweise), um anschließend die Hantel wieder zu senken, also dem Gewicht kontrolliert nachzugeben (= negativ dynamische Arbeitsweise). Am unteren Ende der Bewegungskurve angekommen, müssen wir abermals anhalten (= erneuter Umkehrpunkt), um eine weitere Wiederholung durchführen zu können. Dieses Prinzip ist auf jede beliebige Übung übertragbar.

Arten der Kraft

Kraft ist nicht gleich Kraft. Sie ist immer relativ und hat in Verbindung mit dem Krafttraining stets eine individuelle Komponente. Es gibt aber einige festgelegte Definitionen und Grundkenntnisse über die unterschiedlichen Arten und Erscheinungsformen der Kraft. Alles was wir im Training »tun«, hat zunächst einmal mit Kraft zu tun. Heben wir eine kiloschwere Hantel unter maximaler Anstrengung gerade ein einziges Mal hoch, handelt es sich jedoch um eine andere Kraft, als wenn wir 30 Crunches für den Bauch oder einen 100-Meter-Sprint absolvieren. In diesem Zusammenhang unterscheidet man *Maximalkraft*, *Kraftausdauer* und *Schnellkraft*. Diese drei Arten sind keineswegs gleichrangig auf einer Ebene einzuordnen, da die Maximalkraft die Basisfähigkeit für die beiden anderen Kraftfähigkeiten bildet. Die individuelle Schnellkraft- oder Kraftausdauerfähigkeit wird also in entscheidendem Maße von der Höhe der Maximalkraft beeinflusst.

Die Maximalkraft

Die Maximalkraft ist für uns die wichtigste Größe. Sie hängt vor allem ab von

- dem Zusammenspiel aller an einer Bewegung beteiligten Muskeln (= intermuskuläre Koordination),
- der Aktivierungsfähigkeit der Muskelfasern innerhalb eines Muskels (= intramuskuläre Koordination),
- dem Querschnitt eines Muskels,
- der Frequenz der eingehenden neuronalen Signale,
- der Muskelfaserverteilung.

HINTERGRUND

Die Maximalkraft (F_{max}) stellt die höchstmögliche Kraft dar, die das Nerv-Muskel-System bei maximaler und willentlich gesteuerter Kontraktion auszuüben vermag. Die individuelle Maximalkraft beträgt immer 100 %, egal, wie stark oder schwach eine Person ist.

Wird diese maximale Kraft nun gegen einen Widerstand aufgebracht, der unüberwindbar ist, spricht man von statischer Maximalkraft. Ein Gewicht kann jetzt nicht mehr gehoben, sondern nur noch gehalten werden. Wenn eine Last gerade noch so bewältigt werden kann, spricht man von konzentrischer Maximalkraft. Dementsprechend gibt es auch eine exzentrische Maximalkraft. Sie ist die höchste von allen und liegt etwa 40 % höher als die statische. In der Praxis bedeutet dies, dass man ein Gewicht, welches man zwar nicht mehr halten und erst recht nicht mehr überwinden, immer noch kontrolliert senken kann. Man nennt dies auch Negativtraining bzw. Negativwiederholungen (siehe Seite 50). Wird im Folgenden der Begriff Maximalkraft verwendet, ist damit stets die konzentrische gemeint, da diese für das dynamische Krafttraining die größte Bedeutung hat. Drei Tests zur Ermittlung Ihrer Maximalkraft finden Sie ab Seite 37.

Die Schnellkraft

Absolute Zielstellung eines entsprechenden Schnellkrafttrainings ist die Erhöhung der Kontraktionsgeschwindigkeit derjenigen Muskulatur, die für eine bestimmte Wettkampfdisziplin leistungsbestimmend ist.
Als Beispiele sind anzuführen: Schlag-, Wurf-, Stoß- oder Sprungsportarten. Auch Sportarten bei denen es auf eine hohe Bewegungsgeschwindigkeit des Körpers ankommt, z. B. bei einem Sprinter, zählen dazu.
Gewöhnlich ist die Schnellkraft nur für professionell trainierende Leistungssportler relevant und sie spielt für den Fitnesskraftsportler – ganz gleich ob gesundheits- oder leistungsorientiert trainierend – eine untergeordnete Rolle.

Die Kraftausdauer

Die Kraftausdauer ist, wie der Name es leicht erraten lässt, eine Kombination aus Kraft- und Ausdauerfähigkeiten. Je nach sportartspezifischen Erfordernissen sind beide Fähigkeiten in gleichen oder unterschiedlichen Ausprägungen erforderlich. Für den Kraftsportler, der keine sportartspezifischen Wettkämpfe absolvieren muss – und dazu zählen wohl die meisten Leser – ist die Kraftausdauer trotzdem eine bedeutende Größe, insbesondere im Einsteigertraining und auch dann, wenn es darum geht Muskeln zu erhalten oder präventiv bzw. rehabilitativ orientiert zu trainieren. Ebenso sollte das Training der Kraftausdauer bei jedem leistungsorientierten Kraftsportler mit dem

HINTERGRUND

Die Schnellkraft ist die Fähigkeit des Nerv-Muskel-Systems, den Körper, Teile des Körpers (z. B. einen Arm) oder Gegenstände (z. B. einen Wurfball) mit maximaler Geschwindigkeit zu bewegen.

Ziel des Muskelaufbaus regelmäßig phasenweise in den Trainingsprozess mit aufgenommen werden, da es den Organismus etwas weniger belastet und dem Körper die nötigen Adaptions- und Regenerationszeiten ermöglicht. Im Kapitel »Kleine Trainingslehre« erfahren Sie mehr über die entsprechenden Arten des Krafttrainings.

HINTERGRUND

Kraftausdauer ist die Ermüdungswiderstandsfähigkeit des Organismus, insbesondere des Nerv-Muskel-Systems, gegen lang andauernde Kraftleistungen während dynamischer und statischer Arbeitsweise der Muskulatur.

Krafttraining und Stretching

Jahrzehntelang wurde propagiert, dass Stretching zum Krafttraining gehört, wie ein Paddel zum Kajak. Neuerdings hört man jedoch immer wieder Stimmen laut werden, die genau das Gegenteil behaupten. Als Trainer und Fachjournalist bin ich in der Pflicht, Sie als Leser mit aktuellen Erkenntnissen zu versorgen. Doch ich bin selbst etwas verwirrt bezüglich der neuesten Aussagen über Stretching in Verbindung mit Krafttraining, zumal wichtige Äußerungen zum Thema von einem äußerst renommierten Sport- und Bewegungswissenschaftler stammen. In einem Interview mit ZDFonline meinte er kürzlich, dass »... sich Stretching in erster Linie zur Steigerung der Beweglichkeit, zur psychischen Entspannung und zur Vorbereitung der sportlichen Leistung bei Sportarten, in denen eine große Gelenkbeweglichkeit notwendig ist, eignet.« Nicht dagegen eignet sich Stretching »... zur physischen (also körperlichen) Regeneration, wenn ... hohe Intensitäten und eine Übersäuerung der Muskulatur stattgefunden haben. Dann ist lockeres Auslaufen besser als Dehnen«, haben Untersuchungen gezeigt.

Weiterhin behauptet er, dass »... intensives Stretching ... den Muskelkater sogar verstärken kann.« Wenn man überlegt, dass Muskelkater durch kleinste Verletzungen (Risse) in den Muskelfasern entsteht, kann es durchaus stimmen, dass ein derart traumatisierter Muskel zusätzlichen Schaden nimmt. Schadet Stretching also in jeder Situation? »Solch eine generelle Antwort ist immer falsch. Dem einen Menschen kann Dehnen mehr Nutzen bringen, dem anderen eher schaden.« Hobbysportlern (unser Fachmann nennt sie »Normalsportler«) gibt er den Rat, sich auf die Selbstwahrnehmung zu verlassen. »Es gibt Personen, die Dehnungen als äußerst positiv empfinden ... Andere Personen reagieren eher negativ auf Dehnungen und empfinden sie als wenig effektiv.«

Müssen wir, als Trainer, und Sie, als Kraftsportler, jetzt also wieder umdenken? Jahrelang (fast schon jahrzehntelang) wurde uns auf jedem Lehrgang, auf jeder Fortbildung vermittelt, dass Stretching eine absolute Forderung im Regenerationsprozess darstellt. Und jetzt? Dehnen oder lieber nicht? Bis in den nächsten Jahren eventuell wieder neue sportwissenschaftliche Erkenntnisse »auf den Markt kommen«, mache ich uns folgenden Vorschlag:

Wir dehnen uns wie bisher, vor allem dann, wenn sich danach ein angenehmes Gefühl einstellt. Wir dehnen uns jedoch stets behutsam und ohne mit Gewalt in irgendeine Position zu kommen. Eigentlich nichts Neues. Wir »hören in unseren Körper hinein«, sind aufmerksam ihm gegenüber. Wenn ihm das Stretching-Programm missfällt, wird er sich ganz sicher melden. Doch wir werden ihn nur dann hören, wenn wir das Dehnen nicht als notwendiges Übel ansehen. Als gesundheitsorientierte Breitensportler mit muskulären Belastungen in mittlerer Intensität, schadet uns das Dehnen auf keinen Fall. Wer Krafttraining eher leistungsorientiert betreibt, wenn also maximale Belastungen auftreten, ist ein sorgfältiges Auslaufprogramm indiziert. Stretching kann dann an trainingsfreien Tagen stattfinden, damit die Elastizität der Muskeln und die Gelenkbeweglichkeit erhalten bleibt. Für das Krafttraining benötigen wir eine gewisse Bewegungsweite, die wir, wenn diese nicht zufriedenstellend ist, nur über Dehnübungen erweitern können. Bei starkem Muskelkater verzichten wir ganz auf das Stretching und warten, bis die verletzten Strukturen abgeheilt sind.

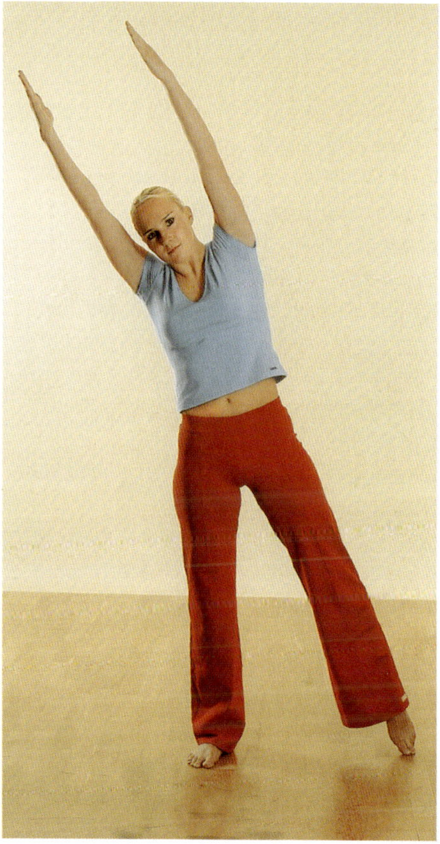

Beim Stretching entscheidet das Gefühl.

Mehr zum Thema Stretching:

- Der Einfluss des Stretchings auf die Vergrößerung der Gelenkreichweite ist unbestritten. Dies ist insbesondere bei Gelenken der Fall, deren Beweglichkeit durch eine so genannte »Muskelhemmung« bestimmt wird (= der Muskel begrenzt eine Bewegung, obwohl das Gelenk noch genügend Spielraum hätte). Als Musterbeispiele gelten hier die Schulter- und Hüftgelenke sowie die Sprunggelenke.
- Die Länge der Muskeln wird durch Dehnübungen nicht beeinflusst – sehr wohl jedoch die Dehnfähigkeit. Muskellänge und Dehnfähigkeit sind also nicht das Gleiche.
- Ein negativer Einfluss von langfristigem Dehntraining auf die Muskelkraft, vor dem gelegentlich gewarnt wird, konnte nicht nachgewiesen werden.

Krafttraining mittels Elektrostimulation und Vibration

Viele Fachleute und Experten arbeiten seit Jahren daran, das Training einfacher und dennoch effektiv zu gestalten. Entstanden sind etliche Trainingskonzepte, die angeblich mit weniger Zeitaufwand die gleichen Ergebnisse erzielen. Auch das so genannte »passive Training« steht hoch im Kurs. Das Schlagwort: elektronische Muskelstimulation (EMS).

Ein weiterer aktueller Trend setzt nicht auf Stromimpulse, sondern auf Vibration. Eine Studie zeigte, dass das Vibrationstraining höchstens ebenbürtig ist, das konventionelle Krafttraining jedoch keineswegs ersetzen kann. Teilweise spricht man sogar von einer negativen Leistungsentwicklung bezüglich der wichtigen Maximalkraft.

Fazit: Innovation ja – Revolution nein. Wir müssen, ähnlich wie bei den neuen Streching-Theorien, warten, was zukünftige, hoffentlich objektive und »genormte« Untersuchungen zeigen.

Krafttraining und Nahrungsergänzung

Ganz allgemein versteht man unter Ernährung die Zufuhr von Nahrungsstoffen (Kohlenhydrate, Eiweiß, Fett, Vitamine, Mineralstoffe, Wasser), um die Bedürfnisse des Körpers optimal zu erfüllen. Grundsätzlich bietet eine ausgewogene Basisernährung alles, was wir brauchen. Ernährungszusatzprodukte sind also nicht notwendig, auch wenn die herstellende Industrie uns dies ganz anders weismachen will. Der gesundheitsorientierte Freizeitsportler, der zwei- bis dreimal in der Woche moderate Gewichte stemmt, kann auf künstlich hergestellte Kraftmacher oder Energiespender verzichten, wenn er seine tägliche Nahrungsaufnahme sinnvoll gestaltet.

Wer sein Krafttraining allerdings leistungs- oder sogar hochleistungsorientiert gestaltet, täglich oder sogar mehrmals am Tag hart und intensiv trainiert, kommt um manche zusätzliche Produkte nicht herum, da der erhöhte Bedarf selten über die übliche Nahrungsaufnahme gedeckt werden kann. Um dies ausführlich und zufriedenstellend zu erörtern, bedürfte es einer Lektüre, die sich ausschließlich mit der äußerst komplexen und umfassenden Sporternährung befasst. In diesem Zusammenhang möchte ich auf den Titel »Richtig Sporternährung« von Peter Konopka (BLV 2003) verweisen.

Wenn Sie den Wunsch nach massiven Muskeln haben, genügt es natürlich nicht, nur ein bisschen zu trainieren. Sie müssen richtig »hart rangehen«. Um mit diesem intensiven Training auch tatsächlich dem Trainingsaufwand entsprechende Muskeln aufzubauen, müssen Sie sich parallel dazu bedarfsgerecht und vollwertig ernähren, viel trinken und ferner ausgesuchte Ernährungszusatzprodukte einnehmen. Natürlich sind damit nicht Dopingmittel wie beispielsweise Anabolika oder Wachstumshormone gemeint, sondern im Sinne eines natürlichen Krafttrainings auch natürliche Produkte – Finger weg von gesundheitsschädlicher Chemie! Gerade der Leistungssport stellt an den Organismus des

Sportlers Anforderungen, denen eine Basiskost allein selten gerecht werden kann.

Es können folgende Probleme in der Ernährung entstehen:

- Der erhöhte Energiebedarf (über 5000 kcal) kann über die normale Ernährung nicht gedeckt werden.
- Der erhöhte Eiweißbedarf kann nicht gedeckt werden und ist bei normaler Nahrung oft mit einer zu hohen Fettaufnahme gekoppelt.
- Bei hohem Schweißverlust ist die Versorgung mit Mineralstoffen und Vitaminen ungenügend.
- Lange Magen-Darm-Verweilzeiten der normalen Ernährung behindern das Training.
- Frische und nährstoffreiche Nahrung braucht eine relativ lange Zubereitungszeit (mehrmals am Tag).
- Die für Leistungssportler geforderte regelmäßige Nahrungsaufnahme (alle 2–3 Stunden) lässt sich häufig schwierig mit dem Berufs- bzw. Privatleben verbinden.

Für Leistungstrainierende sind Ernährungszusatzprodukte also tatsächlich notwendig. Sie bieten viele Vorteile, allerdings nur dann, wenn wir sie gezielt und nicht wahl- oder sinnlos einsetzen. Hochwertige Nahrungskonzentrate

- besitzen eine große Nährstoffdichte bei geringem Volumen,
- sind individuell dosierbar,
- haben einen geringen Fettanteil,
- sind cholesterinfrei, leicht verdaulich und
- enthalten alle essentiellen Nähr- und Vitalstoffe in einem sinnvollen und ausgewogenen Verhältnis.

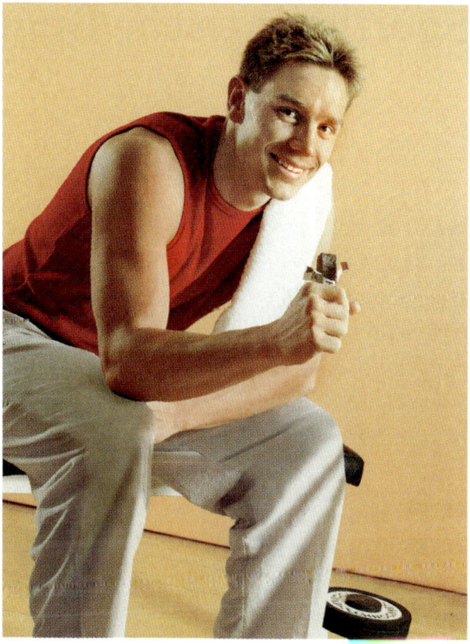

Ein Riegel zwischendurch kann für den nötigen Energieschub sorgen.

Wenn Sie sich für Nahrungskonzentrate entscheiden, achten Sie besonders auf

- hochwertige Komponenten,
- eine hohe biologische Wertigkeit,
- alle zur Verdauung nötigen Stoffe (z. B. Vitamin B6, Magnesium),
- möglichst wenig Schadstoffe, die den Körper belasten (z. B. Purine, Fette, Cholesterin) und
- eine ausgewogene Zusammenstellung.

WICHTIG

Zusatzprodukte ersetzen niemals den Grundbedarf an natürlichen Lebensmitteln! Sie dienen lediglich dazu, den erhöhten Bedarf zielgerichtet zu vervollständigen.

Sportbiologische Grundlagen

Häufig wird unser Körper als »Wunderwerk der Natur« bezeichnet. Aufgrund der erstaunlichen Vielseitigkeit und der technisch fast nicht messbaren Geschwindigkeiten mancher biologischer Prozesse unseres Organismus scheint dieser Begriff wirklich passend zu sein. Bereits wenn wir unsere Trainingshose in die Sporttasche legen, geschehen innerhalb von Bruchteilen einer Sekunde hunderte von chemischen und mechanischen Abläufen, die wir bei dieser alltäglichen Handlung gar nicht bewusst realisieren. Was passiert dann wohl erst, wenn wir eine ganze Stunde fleißig trainieren? Aufwärmen, Gewichte stemmen, abkühlen, Stretching – alles scheint so selbstverständlich. Wenn unser Körper einwandfrei funktioniert, ist es das auch. Wieso sollten wir uns also weiterführend damit beschäftigen?
Weil das theoretische Rüstzeug über die Grundlagen unseres Körpers sehr nützlich ist, wenn man ein ausgewogenes, individuelles und vor allem erfolgreiches Krafttrainingsprogramm planen und durchführen will. Zum einen erhöhen diese Kenntnisse die Sensibilität dem eigenen Körper gegenüber, zum anderen wird man die Praxis an sich besser verstehen können, wenn man weiß, wie am Training beteiligte Strukturen arbeiten und reagieren. Mit den sportbiologischen Grundkenntnissen an Ihrer Seite werden Sie eine Übung nicht mehr einfach nur ausführen, sondern »zelebrieren«. Sie werden eine bestimmte Bewegung mit vollem Bewusstsein steuern und die sich kontrahierende Muskulatur wahrnehmen. Das aktive Training bleibt sicher das Gleiche – dennoch wird sich etwas verändern: Ihr Bewusstsein für die Sache selbst. Und dies wird sich letztendlich auf Ihren Trainingserfolg auswirken.

PRAXISTIPP

Betrachten Sie dieses Kapitel als »Betriebsanleitung« für Ihren einzigartigen und wertvollen Körper. Es wird sich lohnen!

Was uns bewegt

Körperliche Bewegung ist »äußere« und »innere« Bewegung. Die äußere Bewegung erkennt man sehr einfach, wenn wir während des Trainings eine Maschine bedienen, oder – um das Beispiel von vorhin aufzugreifen – wenn wir unsere Trainingshose in die Sporttasche legen. Zur inneren Bewegung gehören der Herzschlag, die Darmtätigkeit, die Kontraktionsvorgänge innerhalb der Muskulatur, das Zellwachstum und vieles mehr. Beide Bewegungsformen hängen häufig unmittelbar zusammen, denn wenn wir z. B. trainieren (äußere Bewegung) , kontrahieren unsere Muskelfasern (innere Bewegung). Man könnte etliche weitere Beispiele anführen. Themenbezogen konzentrieren wir uns in diesem Kapitel auf diejenigen Mechanismen, welche für Trainingsbewegungen verantwortlich sind. Dafür zuständig ist der so genannte Bewegungsapparat, der aus zwei verschiedenen, wenn auch zusammenarbeitenden Teilen besteht:

1. dem passiven Bewegungsapparat und
2. dem aktiven Bewegungsapparat.

Der passive Bewegungsapparat

Etwa 200 Knochen bilden das menschliche Skelett. Je nach Länge, Stärke oder Entwicklungsgrad nehmen sie Einfluss auf unser äußeres Erscheinungsbild, die Körperform. Zusammen mit den Gelenken und Bändern bilden die Knochen den passiven Bewegungsapparat.

Aufbau und Funktion der Knochen

Die Knochen sind sozusagen das Gerüst des Körpers. Um sie herum sind alle Weichteile angeordnet. Ohne das Skelett wären wir nur eine formlose Masse. Aufgrund ihrer erstaunlichen Bauweise sind sie verhältnismäßig leicht, sehr stabil und weisen dennoch eine gewisse Flexibilität auf. Sie beste-

Die Knochen des menschlichen Skeletts bilden das »passive« Gerüst des Körpers.

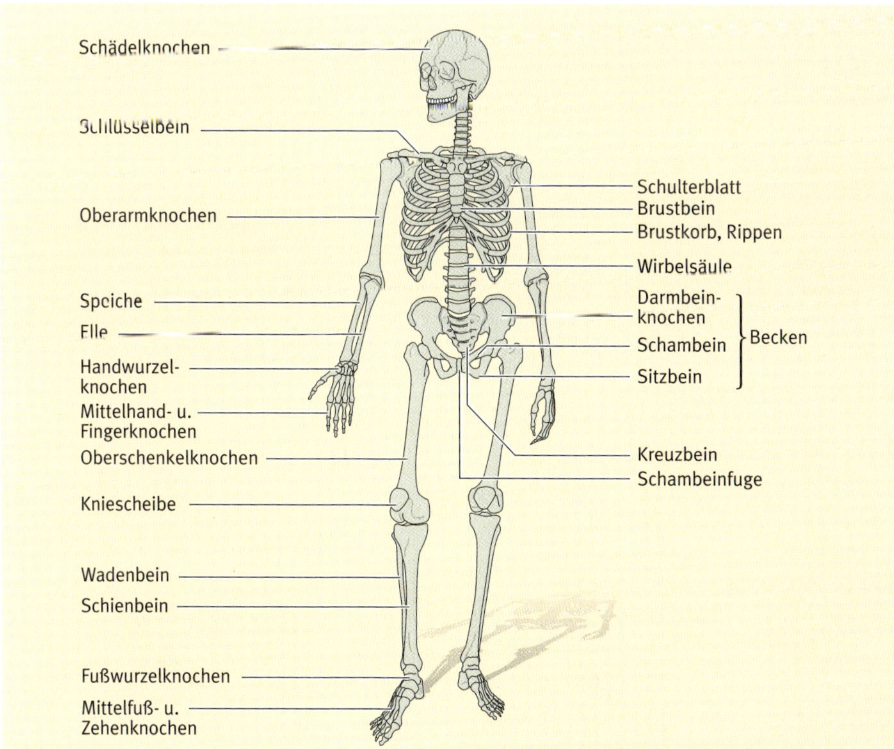

hen zu 27 % aus organischen, zu 56 % aus anorganischen Substanzen und zu 17 % aus Wasser. Die anorganischen Bestandteile verleihen dem Knochen die Festigkeit und Härte, die organischen die Elastizität. Beide Anteile sind so miteinander verflochten, dass ein Knochen den meisten existierenden Materialien in seinen Eigenschaften weit überlegen ist. So besitzt er die Zugfestigkeit von Kupfer und die Flexibilität von Eichenholz. Seine Druckfestigkeit liegt weit über der Beständigkeit von herkömmlichen Baumaterialien wie z. B. Sandstein. Die äußere Schicht des Knochens besteht aus einer festen Rindenschicht, im Inneren findet man ein schwammartiges Gewebe, das Knochengebälk. Die Zwischenräume des Knochengebälks sind mit Knochenmark gefüllt, welches für die Produktion der roten Blutkörperchen verantwortlich ist. Knochen sind also lebendiges Gewebe. Zeit unseres Lebens ist das Skelett ständigen Auf-, Ab- und Umbauprozessen unterworfen. Dabei richten sich diese Prozesse auch nach den einwirkenden Belastungen. Wer nur auf der Couch lungert, braucht natürlich kein so stabiles Knochengerüst, wie ein Sportler. Krafttraining zählt demnach zu denjenigen Belastungen, worauf Knochen reagieren und zwar im positiven Sinne. Das Gewebe wird dichter, der Knochen selbst gewinnt an Dicke und somit insgesamt an Stabilität.

Aufbau und Funktion der Gelenke

Eine von vielen Voraussetzungen für Bewegung im Alltag und Sport sind die Gelenke, welche stets durch zwei aufeinander treffende Knochenenden gebildet werden. Die bewegungsverursachenden Gelenke nennt man auch »echte Gelenke«, z. B. das Schulter-, das Knie- oder Hüftgelenk. Neben diesen gibt es noch »unechte Gelenke«, welche eher zu den starren Verbindungen zählen. Beispiele sind hier die Verbindung von Elle und Speiche oder die verknöcherten Verbindungen des Kreuzbeines. Echte Gelenke haben besondere Merkmale, die den unechten fehlen. So sind die Knochenenden zweier artikulierender Knochen mit hyalinem Gelenkknorpel überzogen, sodass eine glatte Oberfläche entsteht und die Reibung, welche durch Bewegung entsteht, herabgesetzt wird.

Zwischen diesen Knorpelflächen befindet sich ein dünner Gelenkspalt. Das Gelenk wird insgesamt durch eine Gelenkkapsel luftdicht abgeschlossen. Zusätzlich sorgen Bänder für

Aufbau der Knochen und Gelenke.

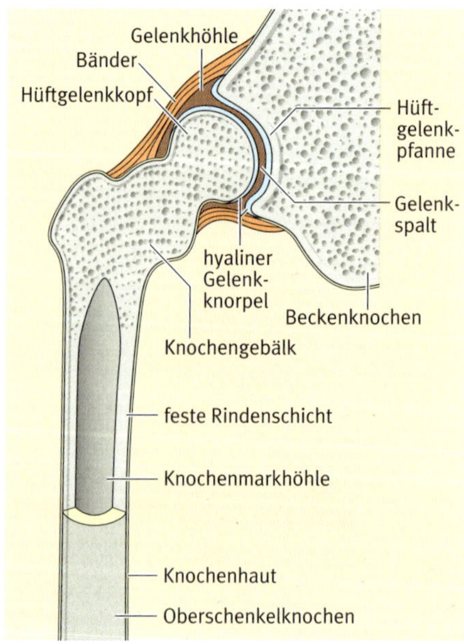

die passive Stabilität der Gelenke. Sie sind für die Begrenzung von Gelenkbewegungen mitverantwortlich (Bänderhemmung). Wer diese Bewegungsgrenzen gewaltsam durchbricht, z. B. beim Umknicken des Fußes, überdehnt seine Bänder. Im Extremfall können sie reißen. Jede Bandverletzung mindert die Stabilität eines Gelenkes. Vor Wiederbelastung müssen derartige Verletzungen vollkommen ausheilen!

Der aktive Bewegungsapparat

Das Muskelsystem, genauer gesagt die Skelettmuskulatur, besteht aus hunderten verschiedenen Muskeln. Jeder einzelne haftet mit mindestens zwei Sehnen an mindestens zwei Knochen des Skeletts. Dabei läuft jeder Muskel über mindestens ein Gelenk. Durch diese Vergurtung und die Fähigkeit der Skelettmuskulatur sich zusammenzuziehen (Kontraktion), wird Bewegung möglich. Die Skelettmuskeln – der Einfachheit halber im Folgenden oft nur Muskeln genannt – und Sehnen werden deshalb auch als aktiver Bewegungsapparat bezeichnet (siehe auch Schaubilder Seite 124 und 125).

Muskelformen

Kein Muskel gleicht einem anderen. Sie lassen sich nicht nur nach verschiedenen Funktionen, sondern auch durch allerlei Größen, Breiten und Längen unterscheiden. Dennoch kann man typische und wiederkehrende Grundformen erfassen.

Spindelförmige Muskeln stellen die einfachste Form dar: Der Muskelbauch verjüngt sich nach beiden Seiten hin, jedes Ende geht in eine Sehne über, deren Enden an zwei unterschiedlichen Knochen befestigt sind. Jeder Muskel – nicht nur die spindelförmigen – läuft über mindestens ein, manchmal auch über zwei oder drei Gelenke. Davon abgeleitet bezeichnet man sie auch als *ein-*, *zwei-* oder *mehrgelenkige Muskeln*.

Bei den gefiederten Muskeln zieht sich die Sehne am Muskelbauch entlang nach oben, sodass die Muskelfasern wie bei einer Feder ihren Ansatz finden. Man unterscheidet einfach und doppelt gefiedert.

Verschiedene Formen der Muskulatur.

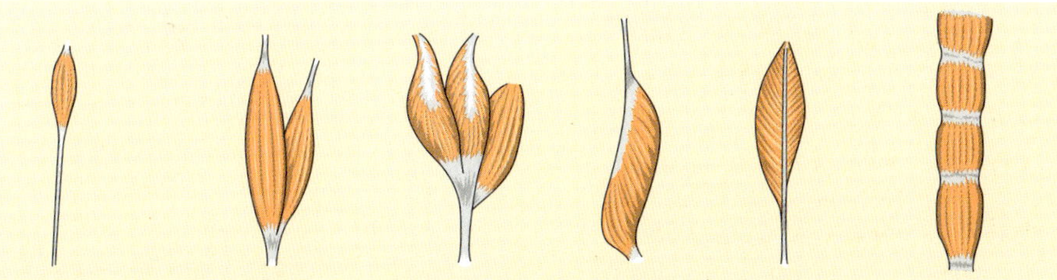

Einköpfiger spindelförmiger Muskel, z. B. Schneidermuskel

Zweiköpfiger spindelförmiger Muskel, z. B. Zweiköpfiger Oberarmmuskel (Bizeps)

Dreiköpfiger spindelförmiger Muskel, z. B. Dreiköpfiger Oberarmmuskel (Trizeps)

Einfach gefiederter Muskel, z. B. Plattsehnenmuskel

Zweifach gefiederter Muskel, z. B. Langer Wadenbeinmuskel

Mehrbäuchiger Muskel, z. B. Gerader Bauchmuskel

Muskelgewebe und Muskelkontraktion

Unabhängig von Form oder Länge hat jeder Skelettmuskel einen identischen strukturellen, faserigen Aufbau. Die feine Bauweise beruht wie bei jedem unserer Organe auf einer bestimmten Anordnung von Zellen, den Muskelfasern, die durch Bindegewebe zu Muskelfaserbündeln zusammengefasst sind. Mehrere solcher Bündel ergeben einen Muskelstrang, mehrere Stränge den ganzen Muskel. Eine einzige faserartige Muskelzelle besteht aus mehreren 1000 parallel verlaufenden Myofibrillen. Sie sind die entscheidenden Bauteile der Muskulatur, da diese sich wiederum aus kontraktionsfähigen Filamenten zusammensetzen, den Aktin- und den Myosinfilamenten. Diese zwei Filamente schieben sich bei willentlicher Kontraktion ineinander, sodass sich die Z-Linien, auch Z-Scheiben genannt, einander nähern und in der Gesamtheit den Muskel verkürzen. »Willentlich« bedeutet, dass ein entsprechender Kontraktionsbefehl von uns bewusst signalisiert und infolgedessen eine Bewegung eingeleitet wird. Im völlig entspannten Zustand der Muskulatur liegen diese Filamente ruhig nebeneinander. Dieses Ineinandergleiten geschieht keineswegs sehr fließend. Es sind vielmehr zahlreiche kleine Verkürzungen, die erst in ihrer Summe Bewegung verursachen. Eine einzige kleine Verkürzung nennt man auch Ruderbewegung (siehe Grafik Seite 29). Es ist ähnlich wie beim elektrischen Strom, der eigentlich nicht kontinuierlich, sondern impulsartig fließt. Die Strecke, die die Filamente bei einer einzigen Ruderbewegung zurücklegen, ist so minimal, dass erst die Summe aller Filamentbewegungen eines bzw. mehrerer Muskeln eine sichtbare und gleichmäßige Bewegung möglich macht. Eine solche Ruderbewegung wiederholt sich bis zu 50-mal pro Sekunde und so schnell, dass die Bewegung fließend erscheint. Vergleichen lässt sich dies mit dem Stromimpuls, der so schnell ist, dass eine Glühbirne für unser Auge permanent leuchtet und nicht flackert. Für die Ruderbewegung sind die Myosinköpfchen verantwortlich, welche sich am Aktin in hoher Geschwindigkeit anheften, dadurch das Myosinfilament nach vorne

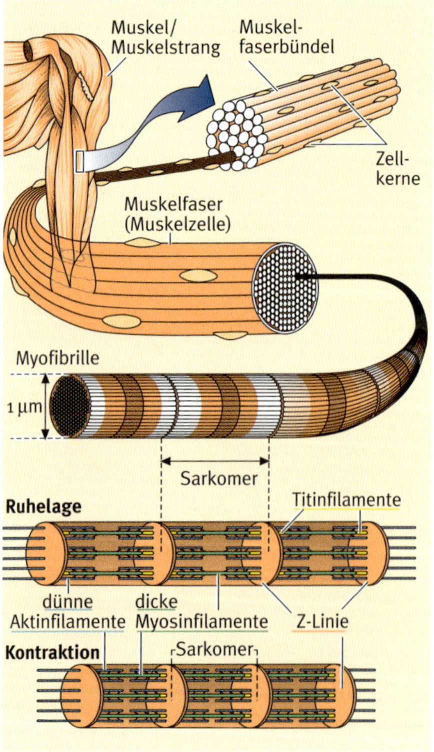

Schematische Darstellung der Struktur eines Skelettmuskels.

ziehen, wieder lösen, anheften, ziehen, usw. Diese Mechanik trägt auch die Bezeichnung Filament-Gleittheorie.
In jüngster Zeit wurde deutlich, dass neben Aktin und Myosin eine Reihe von Strukturproteinen von grundlegender Bedeutung sind. Es wird vor allem viel über das Titinfilament gesprochen. Diesem Titin kommt als elastische Verbindung innerhalb eines Sarkomers eine zentrale Rolle zu. Als Federmechanismus ist es verantwortlich für die Befestigung des Myosins an den Z-Scheiben sowie für die Feinabstimmung der Muskelmechanik und damit für den optimalen Verlauf von Kontraktion und Entspannung. Titinfilamente sollen weiterhin dafür verantwortlich sein, das Myosinfilament nach einer Dehnübung wieder in den Ursprungszustand zurückzuholen, den Muskel also wieder in den Ruhezustand zu versetzen.

Muskelbalance

Die Muskelbalance wurde und wird in den letzten Jahren bezüglich des Gesundheitssports vielfach thematisiert, genauer gesagt, die »muskuläre Dysbalance« bzw. das muskulär bedingte Ungleichgewicht. Für leistungsorientierte Kraftsportler – vor allem die mit Wettkampfambitionen – ist die muskuläre Balance im Sinne von einer ästhetischen und einer dem Körper angepassten harmonischen Entwicklung der Muskulatur schon lange kein Fremdwort mehr. Schließlich entscheidet sie am Ende über Erfolg oder Niederlage auf der Bühne.
Im Breitensport trifft man allerdings immer wieder auf Athleten, bei denen die Muskelbalance im positiven Sinne noch nicht recht Fuß gefasst hat. So trifft man in freizeitorientierten Kraftsportkreisen zwar auf eifrige Sportler, aber auf fast genauso viele Dysbalancen. Der eine hat einen massiven und durchaus definierten Oberkörper, aber leider passen die dünnen Beinchen nicht so richtig dazu. Bei einem anderen zieht es die Schultern weit nach vorne, da er zwar eine beachtliche Brustmuskulatur hat, jedoch im Verhältnis dazu viel zu schwache obere Rückenmuskeln. Der Nächste drückt die Langhantel beim Bankdrücken schief nach oben, da eine Körperhälfte stärker ist als die andere. Muskuläre Dysbalancen existieren also auf unterschiedlichen Arten. Entsprechend differenziert muss man sie auch »behandeln«. Dies ist jedoch einfacher als viele denken.

Ruderbewegung der Myosinköpfchen bei einer Muskelkontraktion = Filament-Gleittheorie.

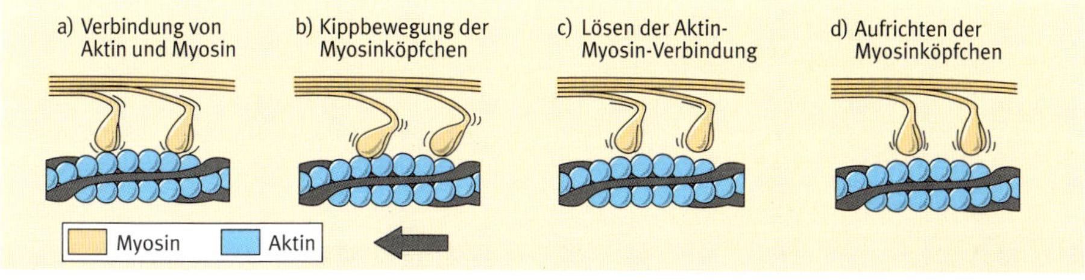

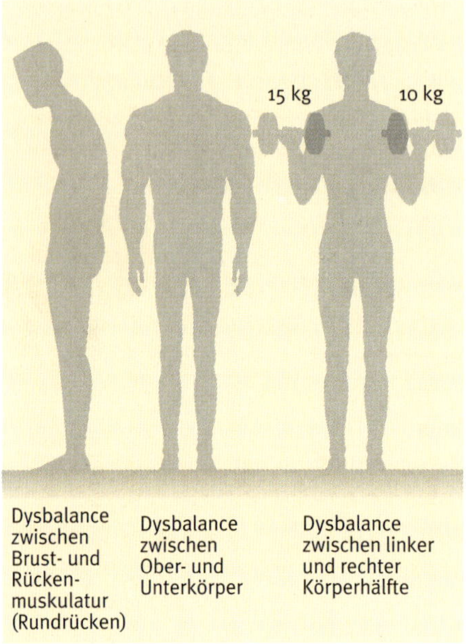

Verschiedene Dysbalancen lassen sich mit einem individuellen Krafttraining beheben, verbessern oder entstehen gar nicht erst.

1. Wer unter einer Haltungsschwäche leidet (z. B. Rundrücken, weil die obere Rückenmuskulatur vernachlässigt wurde), muss die schwachen Muskeln kräftigen und die verkürzten dehnen.
2. Wer beispielsweise im Verhältnis zum Oberkörper zu dünne Beine hat, legt seinen Trainingsschwerpunkt in den nächsten Monaten einfach auf die unteren Extremitäten.
3. Beim wem die rechte Körperhälfte stärker ist (z. B. der Arm), der macht zum Ausgleich zusätzlich einen isolierten Satz für die schwächere Seite.

In Verbindung mit dem Thema Muskelbalance sind auch die nächsten beiden Absätze äußerst interessant.

Agonist-Antagonist-Synergist

DEFINITION

Agonisten sind Muskeln, die aufgrund ihrer anatomischen Funktion eine gewünschte Bewegung hauptsächlich ausführen.
Antagonisten sind Muskeln, die die entgegengesetzte Bewegung ausführen, indem sie sich durch Nachlassen der Spannung dehnen, sich verlängern.
Dann gibt es noch die Synergisten. Sie unterstützen den Agonisten bei seiner Arbeit.

Diese Definitionen lassen den Schluss zu, dass alle drei an einer Bewegung – egal welcher – beteiligt sind. Das harmonische Zusammenspiel der einzelnen, an einer Bewegung beteiligten Muskeln nennt man auch intermuskuläre Koordination. Nur wer diesbezüglich eine gewisse Balance aufweisen kann, kann Bewegungen flüssig, harmonisch, zielgerichtet, technisch einwandfrei und vor allem verletzungsfrei ausführen. Bei vielen Übungen ist dies extrem wichtig, beispielsweise den Kniebeugen, da hier nicht wenige Muskeln und Muskelgruppen beteiligt sind. Wer hierbei z. B. einen durchaus kräftigen Oberschenkelmuskel hat, aber untrainierte untere Rücken- (Rückenstrecker) und verkürzte Wadenmuskeln wird folgende Probleme bekommen:

a. Die Beinmuskulatur bewältigt zwar das Gewicht, durch den leicht nach vorne geneigten Oberkörper leidet die Lendenwirbelsäule jedoch enorm, da in diesem Bereich die Muskeln zu schwach sind. Verletzungen könnten die Folge sein.

b. Durch die verkürzten Wadenmuskeln wird beim Tiefgehen das Körpergewicht verstärkt auf die Zehenballen verlagert, statt auf den Fersen zu bleiben. Die Folge ist eine übermäßige Belastung der Knie- und Fußgelenke. Auch dies kann zu bösen Verletzungen führen.

Das Extrembeispiel Kniebeuge zeigt, wie wichtig es ist, dass alle an einer Bewegung beteiligten Muskeln spezifische Eigenschaften aufweisen müssen. Agonisten und Synergisten müssen kräftig genug sein, während die Antagonisten eine entsprechende Dehnfähigkeit zeigen müssen. Ist dies nicht der Fall, können Übungen nicht physiologisch sinnvoll durchgeführt werden. Gelenke, Bänder und Sehnen leiden, Verletzungen können die Folge sein und die Trainingskarriere schnell beenden. Alleine schon aus diesem Grund ist es durchaus sinnvoll, eine harmonische Entwicklung der gesamten Körpermuskulatur und nicht nur einzelner Bereiche, anzustreben. Wenn »Hauptsache dicker Bizeps« oder »alles was zählt ist ein Waschbrettbauch« Ihre Trainingsziele sind, dann ist Vorsicht angebracht.

Tonische und phasische Muskeln

Die soeben besprochenen muskulären Dysbalancen bezüglich der unterschiedlichen Haltungsschwächen Rundrücken, Hohlrücken, Hohlrundrücken und Totalrundrücken stehen in engem Zusammenhang mit tonischen und phasischen Muskeln. Was bedeutet dies? Evolutionsbedingt hat der Mensch typische Muskeln und Muskelgruppen, die eher zur Verkürzung neigen, andere wiederum eher zur Abschwächung. Diese Tendenzen werden durch einseitige alltägliche und sportliche Belastungsformen begünstigt. Die typisch verkürzten Muskeln werden als tonische Muskeln bezeichnet, die typisch abgeschwächten als phasische. Gleichzeitig haben die tonischen Muskeln eher Halteaufgaben, die phasischen vermehrt Bewegungsaufgaben. Geben wir uns diesen genetischen Fakten geschlagen, entstehen muskuläre Ungleichgewichte, also Dysbalancen zwischen vielen Agonisten und Antagonisten. Haltungsfehler sind die Folgen. Sehr muskelstarke Menschen (»athletische Typen«, siehe folgender Abschnitt) neigen sogar überdurchschnittlich zu Verkürzungen und ungenügender Beweglichkeit. Übergeordnetes Ziel im Rahmen eines gesundheitsorientierten oder funktionellen Krafttrainings ist deshalb die »gute Haltung«.

Ein ausgeglichenes Kräfteverhältnis der einzelnen Muskelgruppen unter-

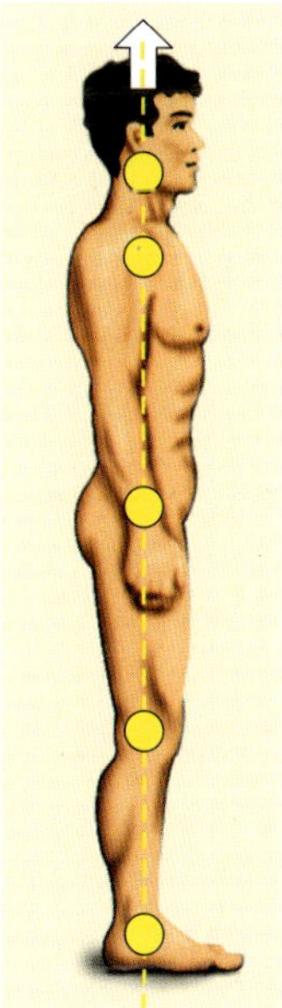

Die »gute Haltung« als primäres Ziel im gesundheitsorientierten Krafttraining.

einander sowie eine vernünftige Relation von Kraft und Beweglichkeit muss erreicht werden. Da unsere Haltung primär durch den Funktionszustand aller Muskeln im Körper bestimmt wird, müssen wir ausgewogen trainieren, also die zur Abschwächung neigenden Muskeln kräftigen und die zur Verkürzung neigenden regelmäßig dehnen.

Zur Verkürzung neigende Muskulatur

- Schulterblattheber
- Trapezmuskel, obere Fasern
- Großer und kleiner Brustmuskel
- Zweiköpfiger Oberarmmuskel
- Unterarmbeugemuskeln
- Rückenstrecker im Lenden- und Halswirbelbereich
- Hüftlendenmuskel
- Gerader und äußerer Schenkelmuskel
- Zweiköpfiger Schenkelmuskel
- Halbsehnen- und Plattensehnenmuskel
- Alle Schenkelanzieher
- Zwillingswaden- und Schollenmuskel

Zur Abschwächung neigende Muskulatur

- Trapezmuskel, mittlere und untere Fasern
- Rückenstrecker im Brustwirbelbereich
- Großer und kleiner Rautenmuskel
- Dreiköpfiger Oberarmmuskel
- Bauchmuskeln und vorderer Sägemuskel
- Sämtliche Gesäßmuskeln
- Innerer Schenkelmuskel
- Vordere Schien- und Wadenbeinmuskeln

Ein gezieltes Krafttraining der abgeschwächten Muskeln ist hierbei allerdings als wesentlich wirksamer und wichtiger einzustufen, um die Dysbalancen auszugleichen. Die nebenstehenden Tabellen listen die hauptsächlich betroffenen Muskeln auf.

Die verschiedenen Körpertypen

Persönlichkeit und Gestalt einer jeden Person sind einmalig. So trägt neben einer guten oder schlechten Körperhaltung (Muskelbalance oder Dysbalance) auch die genetische Veranlagung bezüglich der Körperform zur Gesamterscheinung bei. Die international verbreitete Typenlehre von Kretschmer unterscheidet auf Grund der körperlichen Merkmale drei grundlegende Körperbautypen (Konstitutionstypen), nämlich

- den leptosomen Typ,
- den pyknischen Typ und
- den athletischen Typ.

Jeder dieser Typen zeigt laut Kretschmer auch unterschiedliche Charaktereigenschaften und Verhaltensmuster, die allerdings wissenschaftlich nicht sehr haltbar sind.
In Verbindung mit dem Krafttraining sind diese auch nicht wesentlich. Uns interessieren vor allem die typischen Merkmale des Bewegungsapparates, welche uns helfen, unsere Möglichkeiten im Training besser einschätzen zu können. Nicht jeder Typ spricht nämlich in gleichem Maße auf bestimmte Trainingsmethoden an, jeder braucht andere Trainingsziele.

Der leptosome Typ

Der leptosome Typ, auch *ektomorpher Typ* genannt, zeichnet sich vor allem durch einen grazilen Körperbau aus. Die Gliedmaßen sind lang, schmale Knochen und Gelenke lassen die Extremitäten (Arme und Beine) dünn erscheinen. Der Brustkorb ist häufig schmal und flach, das Gesicht länglich geformt. Die allgemeine Körperform weist kaum Rundungen auf und das Becken ist oft breiter als die Schultern. Der Körper besitzt durch die hohe Verwertungsrate der aufgenommenen Nahrung wenig Fett, jedoch auch schwach ausgeprägte Muskeln.
Dieser, insgesamt recht schmächtig erscheinende Typ muss auf Grund seiner hohen Stoffwechselgeschwindigkeit um jedes Kilo Gewichtszunahme kämpfen, dies gilt insbesondere auch bezüglich des Muskelzuwachses. Für eine gezielte Erhöhung seines Gewichtes muss er viel und ausgewogen essen; besonders Proteine sollten auf seinem Speiseplan stehen. Die Kalorienzufuhr muss insgesamt höher sein als die Menge, welche er im Alltag und durch zusätzliches Training verbraucht. Der Ektomorphe kann auf Grund seiner verhältnismäßig raschen Regenerationsfähigkeit ein intensives und mehrmaliges Training in der Woche absolvieren. Trotzdem wird es etwas länger dauern, bis das Training hinsichtlich einer Muskelhypertrophie zufriedenstellende Resultate zeigt.
Am besten trainiert er mit etwas höheren Gewichten und bewusst langsamer Bewegungsausführung. Die Satzpausen richten sich nach der Intensität.

Darstellung der verschiedenen Körpertypen.

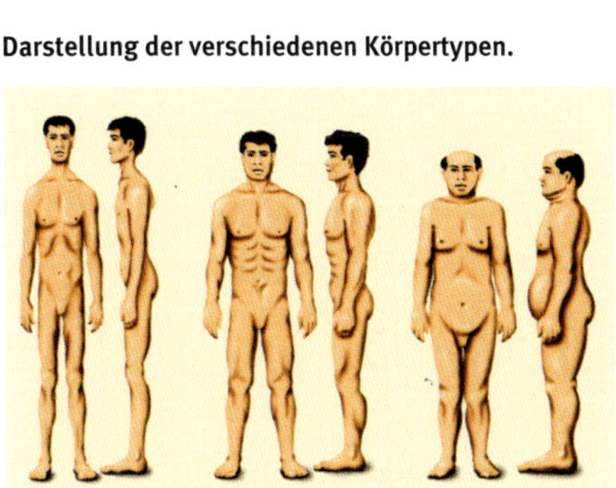

Der pyknische Typ

Der pyknische Typ, auch *endomorpher Typ* genannt, ist häufig etwas kleiner gewachsen und wirkt durch seine Anatomie eher gedrungen. Durch seinen verlangsamten Stoffwechsel neigt er leicht zum Fettansatz – vor allem um die Körpermitte herum und an den Beinen – und hat daher oft rundliche Formen, was sich nicht selten auch bei der Form des Kopfes widerspiegelt. Seine Muskeln wirken durch das darüber liegende Unterhautfettgewebe sehr weich und schlabberig. Aufgrund seiner guten Durchblutung zeigt seine Haut im Allgemeinen eine frische Farbe. Er muss stets aufpassen, dass er nicht zunimmt. Seine Neigung zur Fettspeicherung muss bezüglich der Nahrungsauswahl und -aufnahme kontrolliert geschehen. Pyknische Typen haben, auf Grund eines in jungen Jahren eingetretenen erhöhten Körpergewichts, gelegentlich Probleme mit den Kniegelenken. Um in Form zu kommen oder zu bleiben, muss das Training mit einer konsequenten Ernährungsplanung in Einklang gebracht werden. Strenge Diäten sind jedoch nicht gefahrlos, da in Verbindung mit einem regelmäßigem

Krafttraining auch Mangelerscheinungen auftreten können. Ratsam ist eher eine sanfte Ernährungsanpassung, bei der mittelfristig eine niedrigere Kalorienzufuhr gegenüber dem Kalorienverbrauch anzustreben ist. Wertvolle Hinweise hierzu erhält man auch im Band »Richtig Sporternährung« BLV, 2003 und in »Sporternährung« BLV, 2001. Das Krafttraining sollte zu Beginn mit vielen Wiederholungen (= lange Belastungsdauer) und weniger Gewicht (= niedrige Intensität) gestaltet werden. Auch wird empfohlen besser häufiger und kürzer als weniger und länger zu trainieren. Die Verbindung mit einem fettverbrennenden Ausdauertraining kurbelt den Stoffwechsel zusätzlich an und dient weiterhin der Gewichtsreduktion.

Der athletische Typ

Der athletische Typ, auch *mesomorpher Typ* genannt, ist durch einen kraftvollen Körperbau gekennzeichnet, wobei die Muskulatur, der Knochenbau und die Gelenkstrukturen gut entwickelt sind. Er hat eine breite Brust und breite Schultern und ist um die Hüften etwas schmaler, was ihm eine athletische Statur verleiht. Charakteristisch sind auch große Hände und eine markante, längliche Gesichtsform.
Genetisch betrachtet bringt er die günstigsten Voraussetzungen für das Krafttraining mit. Mit seinem Körpergewicht hat er nur selten Probleme und falls doch, bekommt er diese, mit einem zu den anderen Typen verhältnismäßig geringen Trainingsaufwand, schnell in den Griff. Ausdauersportarten (Laufen, Radfahren usw.) gehören auf Grund seiner manchmal massiven und muskulösen Erscheinung nicht zwingend zu seinen Lieblingsdisziplinen. Will er auf gesunde Art und Weise einen definierten Körper erreichen, kommt er an ihnen jedoch nicht immer vorbei. Einzige Schwachstelle ist die typgebundene geringe Dehnfähigkeit, deren Erhaltung bzw. Verbesserung im Training erhöhte Aufmerksamkeit geschenkt werden sollte. Zu Beginn seiner Trainingskarriere steht wie bei jedem Typ ein Ganzkörpertraining. Da er schnell auf das Training anspricht, kann er zügiger als die anderen die Intensitäten erhöhen und weiterführende Trainingsmethoden und Organisationsformen ausprobieren. Trotzdem sollte er seine Leistungsfähigkeit nicht überschätzen, die nötigen Regenerations- sowie die unterschiedlichen Adaptionszeiten von Muskeln, Sehnen und Bändern berücksichtigen und behutsam mit sich selbst umgehen. Aufgrund des optimalen Verhältnisses von Trainingsaufwand und Trainingserfolg und der damit einhergehenden Motivation neigt er nämlich leicht dazu, sich zu überfordern.

HINTERGRUND

Bei der Einteilung dieser drei Körpertypen muss man wissen, dass es vermutlich niemanden gibt, der sich eindeutig zuordnen lässt. In der Realität sind die »Mischtypen« am häufigsten, wobei ein oder zwei typische Charakteristika überwiegen. Die Körperbaulehre dient demnach lediglich als Anregung, damit man vor Beginn des Krafttrainings seine Ausgangslage besser einschätzen und dann den Trainingsprozess sinnvoll gestalten kann.

Kleine Trainingslehre

HINTERGRUND

Die Trainingslehre ist eine geordnete Zusammenfassung aller Trainingsprinzipien, -arten, -inhalte und -methoden im Hinblick auf die Verwendung in der Trainingspraxis.

Die Trainingslehre stützt sich dabei auf die Erfahrungen der Sportpraxis und die Ergebnisse sportwissenschaftlicher Untersuchungen. Obwohl sie in den letzten Jahrzehnten hauptsächlich für den Leistungssport bestimmt war, gewinnt sie immer mehr an Bedeutung für den Fitness- und Breitensport. Bezüglich unseres Trainingsprozesses können wir also nur von ihr profitieren, auch wenn nachstehendes Wissen für den ein oder anderen etwas trocken erscheinen mag.

Arten des Krafttrainings

HINTERGRUND

Krafttraining wird generell als eine Trainingsart zur Verbesserung der Maximalkraft, der Schnellkraft und der Kraftausdauer definiert. Darüber hinaus unterscheidet man das allgemeine, das lokale und das spezifische Krafttraining.

Je nach Zielsetzung werden die verschiedenen Arten des Krafttrainings untereinander kombiniert. So gibt es z. B. *allgemeines Kraftausdauertraining*, *spezifisches Maximalkrafttraining* und andere Konstellationen. Auf eine oder mehrere Formen bzw. Kombinationen werden auch Sie im Laufe Ihrer Krafttrainingskarriere treffen. Da es nur von Vorteil sein kann zu wissen, was man macht, wollen wir etwas näher darauf eingehen.

Maximalkrafttraining

Das Maximalkrafttraining zielt darauf ab, die höchstmögliche Kraft, die wir im Stande sind aufzubringen, zu verbessern bzw. zu erhöhen. Dabei hat jeder von uns bereits seine persönliche Maximalkraft. Sie beträgt stets 100 %, also das Maximum (= 100 % F_{max}). Dieser Wert gibt zunächst keine Auskunft darüber, wie schwer das Trainingsgewicht für eine Übung letztendlich ist. Anders ausgedrückt, ist es also egal, wie »stark« oder »schwach« Sie sind – jeder hat sein persönliches absolutes Kraftniveau. Doch wie hoch ist diese absolute Kraft? Finden Sie es mit den Tests ab Seite 37 heraus.
Um Muskeln bezüglich ihrer Kontraktionsqualität zu verbessern, werden Intensitäten von 90 bis 100 % der jeweiligen Maximalkraft und Wiederholungszahlen innerhalb eines Satzes von 1 bis 4 empfohlen. Hierbei wird der Muskel allerdings weniger hypertrophie-

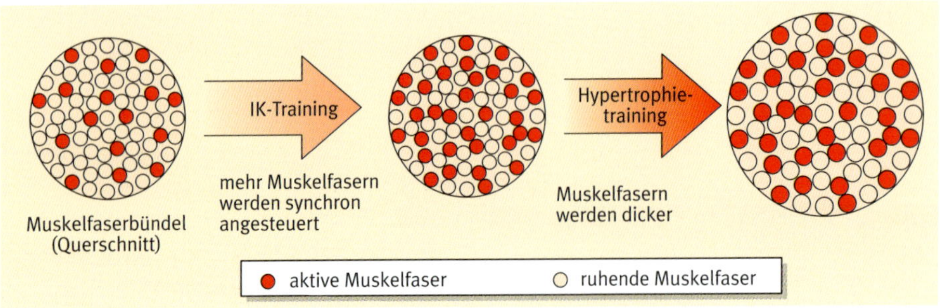

Schematische Darstellung der unterschiedlichen Effekte beim Maximalkrafttraining.

ren (im Querschnitt wachsen). Beim Training mit sehr hohen Gewichten und wenigen Wiederholungen lernt der Muskel vielmehr, so viele Muskelfasern wie möglich synchron zu aktivieren und demnach auch, die bisher »schlafenden zu wecken«. Man nennt dies auch *intramuskuläre Koordination* (IK) und das entsprechende Training *IK-Training*. Wer mit gezieltem IK-Training die Qualität eines Muskels verbessert und seine Maximalkraft erhöht, wird infolgedessen auch mehr Kraft für das tatsächliche Muskelwachstumstraining (Hypertrophietraining) haben.

Das *Hypertrophietraining* ist die zweite Form des Maximalkrafttrainings. Es hat zum Ziel den Muskel bezüglich seines Querschnittes (Dicke) zu verbessern. Hierbei wird empfohlen, mit einer Intensität zwischen 60 und 85 % seiner maximalen Kraftfähigkeit und mit 8 bis 12 Wiederholungen pro Satz zu trainieren.

An der Grafik (oben) können Sie erkennen, dass niemals sämtliche Fasern eines Muskels aktiviert sind. Das absolute Kraftpotenzial jedes Menschen ist genetisch vorgegeben bzw. limitiert. Zwischen 30 bis 50 % der Muskelfasern eines Muskels können gleichzeitig aktiviert werden. Im Durchschnitt sind es 40 %. Dieser gleichzeitig aktivierungsfähige Anteil stellt 100 % der Kraft dar, also unsere Maximalkraft. Den Anteil der so genannten »willentlich aktivierbaren Muskelfasern« können wir erhöhen.

Bevor wir uns mit den weiteren Arten des Krafttrainings beschäftigen, sollen nun drei Möglichkeiten dargestellt werden, wie wir unsere Maximalkraft herausfinden können.

HINTERGRUND

Beim Krafttraining, egal mit welchen Intensitäten (Gewichten), folgt jede einzelne Muskelfaser stets dem »Alles-oder-Nichts-Prinzip«. Dies bedeutet, dass eine aktivierte Muskelfaser sich entweder zu 100 % zusammenzieht oder eben gar nicht. Mit dem IK-Training können wir unseren Muskeln beibringen, immer mehr Fasern gleichzeitig zu kontrahieren. Je mehr Fasern »aufwachen«, desto stärker werden wir, desto mehr Gewicht können wir bewältigen. Man sagt, die Kontraktionsqualität wird verbessert.

Maximalkrafttests

Das Ermitteln der eigenen Maximalkraft ist wichtig, um seine Trainingsgewichte entsprechend dem Trainingsziel einstellen zu können. Wenn es heißt: »Machen Sie diese Übung mit 60 % ihrer Maximalkraft«, muss man erst seine maximale Kraftfähigkeit für diese Übung kennen.

Die klassische Methode

Die Methode zur Feststellung der persönlichen maximalen Kraftleistung, wie sie viele Jahre propagiert wurde, trägt auch den Namen »Einer-Maximalkrafttest«. Er wird folgendermaßen durchgeführt:

Nehmen wir an, Sie wollen für die Übung »Bankdrücken« (Seite 101) Ihre F_{max} herausfinden, also testen, mit welchem maximalen Gewicht Sie höchstens eine korrekte Ausführung (ohne Abfälschung, ohne aktive Hilfe einer zweiten Person) bewältigen können. Wie man jetzt schon erahnen kann, wird hierbei eine gewaltige Belastung auf den passiven (Knochen, Gelenke, Bänder) und aktiven Bewegungsapparat (Muskeln, Sehnen) einwirken. Um diese einmalige und maximale Testbelastung verletzungsfrei zu überstehen, müssen Sie sich intensiv aufwärmen, im Idealfall also ein allgemeines Warm-up absolvieren, die Schultergelenke gründlich mobilisieren, eventuell die beteiligten Muskeln etwas vordehnen und bestenfalls einige spezifische Aufwärmsätze mit geringem Gewicht durchführen. Diese wichtigen und verletzungsprophylaktischen Vorbereitungen nehmen etwa 20 Minuten in Anspruch. Anschließend legen Sie ein Gewicht auf, welches Sie aus Erfahrung schätzen und nehmen die Position am Trainingsgerät ein. Absolvieren Sie eine Ausführung. Schaffen Sie keine weitere, wäre das aufgelegte Gewicht inklusive dem Gewicht der Hantelstange das Maximalgewicht – entsprechend Ihre maximale Kraft für die Übung Bankdrücken. Würden Sie noch eine zweite oder gar dritte Wiederholung schaffen, wäre das aufgelegte Gewicht zu niedrig gewesen. Ist dies der Fall, sollten Sie eine etwa 10 Minuten lange Erholungspause einlegen, sich währenddessen »warm halten« und anschließend einen weiteren Versuch mit höherem Gewicht durchführen. Nehmen wir an, Sie erreichen das Ende des Tests und bewältigen 80 kg ein einziges Mal. Dies wäre Ihre Maximalkraft beim Bankdrücken, also 80 kg – F_{max}.

Die Nachteile dieses Tests:

- Durch die lange Aufwärmphase (allgemeines Warm-up und spezifisches Aufwärmen vor jeder Testübung) entsteht ein hoher zeitlicher Faktor.
- Durch die notwendige intensive Aufwärmarbeit, insbesondere durch die Aufwärmsätze, verliert der Körper bereits ein gewisses Maß an Kraft. Die durch den Test ermittelte Maximalkraft wäre demnach nicht mehr die maximale.
- Die maximale Anstrengung durch den Test belastet auch die beteiligten Strukturen des Körpers maximal. Derartige Belastungsspitzen sind weder mit Einsteigern noch mit leicht Fortgeschrittenen aus gesundheitlicher Sicht durchführbar, da die Verletzungsgefahr zu hoch ist. Infolgedessen ist der Einer-Maximalkrafttest nur mit gesunden, weit fortgeschrittenen und gut trainierten Kraftsportlern möglich.

- Dieser Test setzt vom Probanden eine absolut korrekte und sichere Bewegungs- bzw. Trainingstechnik und ein stabiles und gesundes Herz-Kreislauf- und Organsystem voraus.

Die aufgeführten Gründe, die gegen diese Art der Maximalkraftermittlung sprechen, machen deutlich, dass es sich hier um kein geeignetes Testverfahren für Einsteiger, Jugendliche, ältere Personen oder gar Trainierende mit Rückenbeschwerden handelt! Der gesundheits- und fitnessorientierte Kraftsportler verlangt nach einer vertretbaren, aber ebenso aussagekräftigen Möglichkeit, um mit einem Test seine zukünftigen Trainingsgewichte (Trainingsintensitäten) in Abhängigkeit von seiner individuellen und übungsspezifischen Maximalkraft zu bestimmen. Aus diesem und einigen anderen Gründen haben Experten der BSA-Akademie als Pionier in Sachen Ausbildung für professionelle Trainer im Fitnessbreiten- und -leistungssport schon vor vielen Jahren eine vor allem gesundheitsverträglichere und ebenso effektive Alternative entwickelt: die individuelle Leistungsbildmethode (ILB).

Die ILB-Methode

Auch die ILB-Methode ist jeweils nur für eine einzige Übung gültig, jedoch ist sie eine praktisch orientierte Methode, was bedeutet, dass sie Bezug nimmt zur aktuell durchgeführten Krafttrainingsform. Der wesentliche Unterschied zur vorherigen Methode, und damit ihr gesundheitlicher Vorteil ist, dass man beim ILB-Test nicht nur eine einzige maximale Ausführung absolviert, sondern man pro Test (pro Übung) so viele Wiederholungen macht, wie sie auch tatsächlich für diese Übung im Trainingsplan festgelegt sind. Befinden Sie sich also momentan in einer Trainingsphase zum Aufbau der Muskulatur (Hypertrophie) und trainieren mit 10 Wiederholungen pro Satz, dann wird der Test mit 10 Wiederholungen durchgeführt. Trainieren Sie gerade Ihre Kraftausdauer mit etwa 20 Wiederholungen, dann führen sie den Test ebenfalls mit 20 durch. Die ILB-Methode testet demnach genau den Belastungsbereich, mit dem Sie zur Zeit trainieren. Führen Sie die Tests anhand des nachfolgenden exemplarischen Beispiels durch:
Wählen wir wieder die Übung »Bankdrücken«. Legen Sie ein geschätztes Gewicht auf, mit dem Sie voraussichtlich die Ihrem Trainingsplan entsprechende aktuelle Wiederholungszahl (z. B. 15) bewältigen können. Angenommen dies wären 50 kg und Sie schaffen bei Testdurchführung genau 15 technisch einwandfreie Wiederholungen mit diesem Gewicht. Methodenspezifisch wäre dieses Gewicht 100 % F_{max}. Wenn Sie nun Trainingseinsteiger wären und es würde eine Belastungsintensität von 60 % Ihrer Maximalkraft empfohlen werden (bei wie gesagt 15 Wiederholungen), dann müssten Sie diese Übung nach folgender Rechnung mit 30 kg absolvieren.

$$(50\text{ kg} : 100\ \%) \times 60\ \% = 30\text{ kg}$$

Die allgemeine Formel für den ILB-Test lautet:

(Bewältigtes Gewicht in kg : 100 %) x empfohlene % der F_{max} = Trainingsgewicht

Das Prinzip des vorgestellten Testbeispiels können Sie auf alle anderen Übungen Ihres Trainingsplanes übertragen. Wenn Sie diesen Test für Ihre aktuellen Übungen, immer dann, wenn neue Übungen in den Trainingsplan aufgenommen werden, und in regelmäßigen Abständen – etwa alle 2 bis 3 Monate – durchführen, erhalten Sie als Ergebnis höchstwahrscheinlich unterschiedliche, im Optimalfall von Test zu Test höhere kg-Werte. Bei jedem Folgetest entspricht der neue Wert wieder 100 %, also Ihrer neuen Maximalkraft. Dieser Test ist erfahrungsgemäß in jeder Leistungsstufe anwendbar.

Die Fitness-Methode

Ein weiterer recht interessanter Weg zur Ermittlung unserer Maximalkraft ist die Fitness-Methode. Sie ist die am einfachsten durchzuführende Methode. Über ihre Genauigkeit lässt sich zwar streiten, für Einsteiger und Geübte ist Sie allerdings sehr brauchbar. Sie funktioniert folgendermaßen: Wählen Sie ein geschätztes maximales Gewicht für jede Übung und zählen Sie die maximal möglichen Wiederholungen, die Sie mit korrekter Bewegungstechnik durchführen können. Die Tabelle unten dient zur Auswertung des Ergebnisses. Verdeutlichen wir diese Methode exemplarisch mit Hilfe der Übung »Bankdrücken«. Angenommen Sie haben 50 kg an Scheibengewichten aufgelegt und bewältigen 10 Wiederholungen. Anhand der Wiederholungszahl können Sie in der Tabelle ablesen, dass etwa 10 korrekte Wiederholungen 80 % Ihrer Maximalkraft betragen. Für die kommende Trainingsplanung und für weitere Berechnungen der Intensität benötigen Sie jedoch 100 % Ihrer F_{max}. Berechnen Sie diese mit folgender Formel:

(Trainingsgewicht x 100) : % Tabellenergebnis = Maximalkraft F_{max}

Setzen Sie nun Ihre Ergebnisse ein (50 kg Testgewicht, 80 % F_{max}):

(50 kg x 100) : 80 = 62,5 kg

Ihre Maximalkraftleistung für die Übung »Bankdrücken« beträgt also 62,5 kg. Wenn Sie im Trainingsprozess diese Übung mit 70 % F_{max} durchführen sollen, rechnen Sie:

(62,5 kg : 100) x 70 % = 44 kg

Schnellkrafttraining

Wie bereits aus der Definition von Seite 20 hervorgeht, dient das Schnellkrafttraining dazu, die Fähigkeit des Nerv-Muskel-Systems dahingehend zu verbessern, Teile des Körpers oder Gegenstände mit höchstmög-

Leistungsbestimmung nach der Fitness-Methode

Leistung in %	100%=F_{max}	95 %	90 %	85 %	80 %	75 %	70 %	65 %	60 %
mögliche Wiederholungen	1	2	3–4	5–7	8–10	11–15	16–20	21–25	26–30

licher Geschwindigkeit zu bewegen. Da das Schnellkrafttraining hauptsächlich in Verbindung mit speziellen sportlichen Disziplinen durchgeführt wird und nur im Leistungs- und Hochleistungssport relevant scheint, wird es hier nicht näher beschrieben.

Kraftausdauertraining

Das Kraftausdauertraining verbessert die Ermüdungswiderstandsfähigkeit des Muskelsystems gegen lang anhaltende bzw. sich häufig wiederholende Kraftleistungen – also die Fähigkeit, Kraftleistungen über einen längeren Zeitraum aufrecht zu erhalten. Aus gesundheitlicher Sicht hat diese Fähigkeit neben der Maximalkraft die größte Bedeutung. Gewöhnlich trainiert man mit geringerer Intensität (etwa 30 bis 55 % F_{max}) und Wiederholungszahlen zwischen 15 und 30. Besonders Einsteigern ist diese Form des Trainings in den ersten Wochen zu empfehlen, da die Belastungen auf den Bewegungsapparat geringer sind als beim Maximalkrafttraining. Fortgeschrittene Athleten, die häufig sehr intensive Trainingseinheiten absolvieren, sollten gelegentlich in den Kraftausdauerbereich wechseln, um dem Körper weniger belastende und dennoch neue Trainingsreize zu verschaffen. Für diese Zielgruppe stellt das Kraftausdauertraining auch eine Art des äußerst wichtigen Regenerations- und Kompensationstrainings (*REKOM-Training*) dar.

Allgemeines Krafttraining

Das allgemeine Krafttraining, häufig auch komplexes Krafttraining genannt, dient der umfassenden Kräftigung aller Muskeln des Körpers. Man darf es nicht mit dem Ganzkörpertraining (Seite 42) verwechseln. Das allgemeine Krafttraining beschreibt einen längeren Prozess. Eine komplexe und harmonische Kraftentwicklung ist besonders im Fitness- und Gesundheitssport von großer Bedeutung, aber auch für leistungsorientierte Kraftsportler mit Wettkampfambitionen wichtig.

Lokales Krafttraining

Das lokale Krafttraining könnte man als Gegenteil des allgemeinen beschreiben, da es zielgerichtet nur einzelne Muskeln bzw. Muskelgruppen des Körpers trainiert. Hat ein Athlet z. B. den Wunsch nach breiteren Schultern oder den Ausgleich einer bestimmten muskulären Dysbalance vor Augen und trainiert er speziell dafür, dann bezeichnet man dies als lokales Training.

Spezifisches Krafttraining

Das spezifische Krafttraining, auch spezielles Krafttraining genannt, ist ganz gezielt auf eine sportliche Disziplin hin ausgerichtet. Ein Boxer beispielsweise benötigt für einen wirkungsvollen Punch eine starke und schnellkräftige Brust- und Trizepsmuskulatur, ein Formel-1-Pilot besonders ausdauernde Nackenmuskeln. Das Krafttraining dieser zwei Sportler muss demnach individuell (spezifisch, speziell) auf die jeweilige Sportart hin ausgerichtet sein. Es hat stets zum Ziel, die leistungsbestimmenden Muskeln zu verbessern oder deren Leistungsfähigkeit zu erhalten.

Organisation im Krafttraining

Innerhalb der Organisation des Krafttrainings geht es darum, in welcher Art und Weise man eine bereits festgelegte Übungsauswahl absolviert. Die Frage nach der Organisation beantwortet z. B., ob eine Übung nur einmal oder mehrmals hintereinander oder mit gleichem oder erhöhtem Gewicht durchgeführt wird. In der Praxis, aber auch in der Literatur, werden die Organisationsformen oftmals auch als Trainingsmethoden bezeichnet, was Trainer und Athleten terminologisch oft verunsichert. Eine deutliche Trennung beider ist jedoch wünschenswert, auch wenn es bisweilen zu Überschneidungen kommen kann.

Stationstraining

Das Stationstraining ist die am häufigsten angewandte Organisationsform. Hierbei führt man an einer vorgesehenen Station (Übung) alle im Trainingsplan vorgegebenen Sätze und Wiederholungen nacheinander durch. Zwischen den Sätzen legt man eine kurze Erholungspause ein und wechselt die Station erst dann, wenn sämtliche Sätze absolviert wurden. Der Vorteil des Stationstrainings liegt darin, dass der Trainingseffekt für den entsprechenden Muskel relativ hoch ist, weil er in kurzen Abständen intensiv belastet wird und die notwendige Muskelerschöpfung entsprechend zunimmt.

Kreistraining

Beim Kreistraining, auch Circuit- bzw. Zirkeltraining genannt, wird eine bestimmte Anzahl von Übungen festgelegt. Man beginnt bei der ersten, macht einen Satz und wechselt anschließend zur nächsten. Die Satzpausen entstehen durch den Stationswechsel. Sie sind jedoch nicht relevant, da mit jedem Satz eine andere Muskelgruppe bzw. ein anderer Muskel belastet wird. Sind alle Übungen absolviert, beginnt ein neuer Durchlauf

Schematische Darstellung des Stationstrainings.

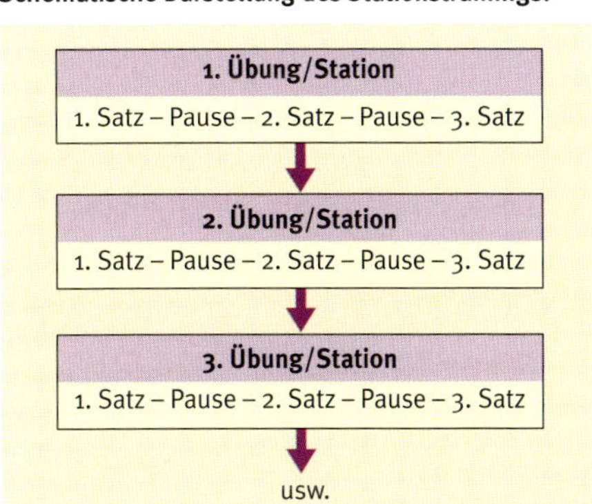

Schematische Darstellung des Kreistrainings.

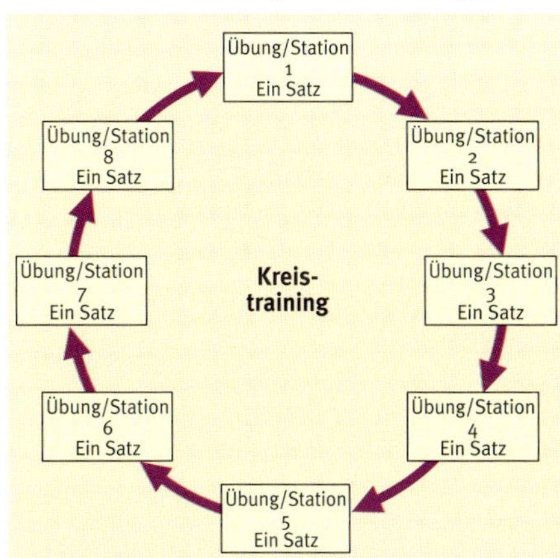

bei der ersten Station. In diesem Rhythmus kann man je nach Trainingsziel 2 bis 4 Durchläufe absolvieren.
In der Regel werden Zirkel erstellt, welche den gesamten Körper ausgewogen belasten. Diese Organisationsform eignet sich besonders gut für Einsteiger, aber auch für Fortgeschrittene zum Zwecke der Leistungserhaltung. Da beim Zirkeltraining tatsächliche Satzpausen wegfallen, liegt ein optimales Verhältnis zwischen Trainingsquantität (Zeitfaktor) und Trainingsqualität (Trainingseffekt) vor. Man kann Kraftausdauer- oder Maximalkraftzirkel erstellen.

Ganzkörpertraining

Das Ganzkörpertraining ist besonders Einsteigern zu empfehlen, da es hierbei um eine ausgewogene Belastung aller Muskeln des Körpers innerhalb einer Trainingseinheit geht. Geübte und Fortgeschrittene können von dieser Organisationsform profitieren, wenn sie daran interessiert sind, ein bestimmtes Leistungsniveau zu erhalten und nicht mehr zu steigern. Insgesamt wählt man ein oder zwei Grundübungen für jede Muskelgruppe und trainiert 2- bis 3-mal pro Woche. Dazwischen liegen ein bis zwei Tage Trainingspause zur Erholung. Mit dieser Form des Trainings ist es vor allem in den ersten sechs Einstiegsmonaten sehr gut möglich, beachtliche Resultate zu erzielen.

Split-Training

Beim Split-Training wird quasi das Ganzkörpertraining in kleinere Portionen auf mehrere Tage aufgeteilt (engl.: to split = teilen). Dies erscheint vor allem dann sinnvoll, wenn engagierte Kraftsportler mehrmals täglich, an aufeinander folgenden Tagen oder jeden Tag trainieren. Dabei unterteilt man den Körper in verschiedene Segmente, die dann in aufeinander folgenden Trainingseinheiten belastet werden. Ein wesentlicher Vorteil des Split-Trainings ist der, dass die Muskeln mit großer bzw. größter Intensität trainiert werden können, was insbesondere für Fortgeschrittene zur weiteren Leistungssteigerung notwendig ist. Man unterscheidet 2-er und 3-er-Split-Systeme. Beim ersten existieren zwei unterschiedliche Trainingspläne, beim zweiten drei. Die Segmentaufteilung des Körpers beruht häufig auf Erfahrungswerten jedes Einzelnen. So ist es kaum möglich ein einheitliches Patentrezept vorzuschlagen.
Je nach Trainingshäufigkeit, Trainingsziel oder Leistungsniveau muss jeder für sich herausfinden, welche Kombinationen für ihn am geeignetsten sind. Es gibt jedoch einige allgemeine Grundsätze zu Gestaltung:

- Trainieren Sie nicht alle großen Muskelgruppen in einer Trainingseinheit.
- Beginnen Sie Ihr Training stets mit den individuell schwächsten Muskelgruppen.
- Übungen, welche eine hohe Koordinationsfähigkeit voraussetzen, sollten am Anfang des Trainings stehen.

Pyramidentraining

Das Pyramidentraining verdankt seinen Namen der pyramidenähnlichen Zu- bzw. Abnahme der Belastungshöhe. Die verschiedenen Formen des Pyramidentrainings sind eng mit der Organisation des »Stationstrainings« und des »Mehrsatztrainings« verknüpft.

Häufig wird es deshalb auch als Mischform betreffend die Organisation bezeichnet. Bezüglich des »Maximalkrafttrainings« kann die Pyramide eine Kombinationsform darstellen, da sie häufig die Kennzeichen des Hypertrophietrainings (8–12 WH) mit denen des IK-Trainings (1–4 WH) kombiniert. Die einzelnen Erklärungen machen den Zusammenhang deutlicher. Die Prozentangaben in den Grafiken beziehen sich auf die Maximalkraft (F_{max}).

Spitze Pyramide

Bei der klassischen spitzen Pyramide ist eine Gewichtserhöhung bei gleichzeitiger Abnahme der Wiederholungszahl (bis auf 1 WH) kennzeichnend. Im Schnitt werden 4 bis 6 Sätze absolviert. Beginnt man bei 12 Wiederholungen im ersten Satz und endet bei 1 Wiederholung im letzten und erhöht man das Gewicht von Satz zu Satz, kombiniert man in optimaler Weise das Hypertrophietraining (Muskelwachstum) mit dem intramuskulären Koordinationstraining (Muskelkraft). Maximale Belastungen, wie sie in der Spitze der Pyramide auftreten, eignen sich nur für sehr gut trainierte Kraftsportler!

Schematische Darstellung der spitzen Pyramide.

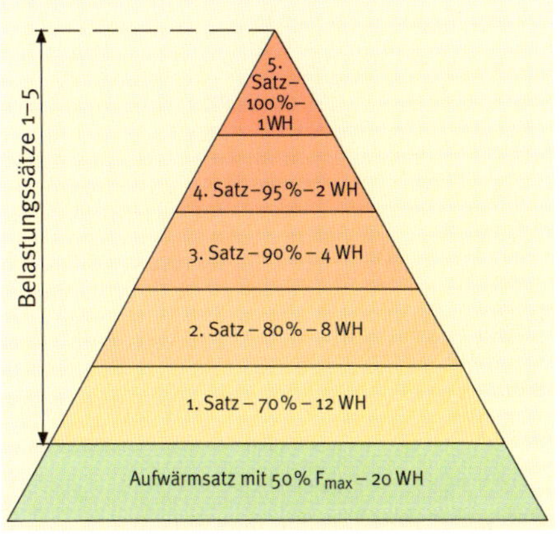

Stumpfe Pyramide

Aufgrund der fehlenden maximalen Belastung ist die stumpfe Pyramide für mehr Personengruppen interessant als die spitze. Leistungsorientierte Kraftsportler die sich beispielsweise in einer Trainingsphase zur Muskelquerschnittsvergrößerung befinden, müssten auf Sätze mit weniger als 6 Wiederholungen verzichten, da – wie schon bekannt – bei höheren Intensitäten der Muskel nicht zum Wachstum stimuliert wird, sondern »intern« stärker wird (siehe IK-Training Seite 36). Auch Sportler, welche eher fitness- bzw. gesundheitsorientiert trainieren, sollten maximale Belastungen, wie sie bei der spitzen Pyramide vorkommen, nicht anwenden, da die Verletzungsgefahr zu hoch wäre. Bezüglich des Trainingsablaufes ändert sich jedoch nichts. Wie auch bei der spitzen Pyramide wird bei der stumpfen die Intensität von Satz zu Satz erhöht, die Wiederholungszahl reduziert.

Schematische Darstellung der stumpfen Pyramide.

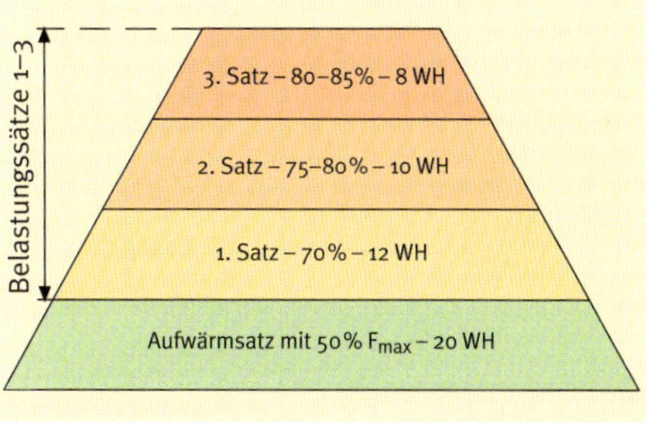

Einsatz- und Mehrsatztraining

Unter Praktikern und »theoretischen« Experten stellt das Einsatz- und Mehrsatztraining ein Diskussionsthema der besonderen Art dar.

WICHTIG

Beim Einsatztraining wird nur ein einziger Satz pro Übung bzw. Muskel durchgeführt. Beim Mehrsatztraining werden mehrere Sätze absolviert.

Unterschiedliche Meinungen, welche denn die bessere bzw. effektivere Organisationsform sei, haben zwei Lager entstehen lassen. Aufgrund verschiedener Studien, die zum Teil jedoch etliche organisatorische Mängel aufwiesen, enthält auch die aktuelle sportwissenschaftliche Literatur unterschiedliche Veröffentlichungen. Ergebnisse hin oder her – Fakt ist, dass die Mehrsatzmethode heute noch die Trainingspraxis in fast allen Fitness-Studios bestimmt. Man kann jedoch nicht prinzipiell einen Sieger küren. Man muss die Zielgruppen mit einbeziehen. Um nicht für weitere Verwirrung bezüglich der Diskussions- und Studienergebnisse zu sorgen, sollen im Folgenden deshalb die wichtigsten Zusammenhänge dargestellt werden:

- Das Einsatztraining bis zur jeweiligen muskulären Erschöpfung zeigt vor allem in den ersten 6 bis 8 Trainingswochen bei Einsteigern bezüglich der Kraftentwicklung ähnlich gute Ergebnisse wie das Mehrsatztraining.
- Untersuchungen belegen jedoch, dass gerade bei Einsteigern die Belastung nicht bis zur muskulären Erschöpfung heranreichen muss, um Erfolge zu erzielen. Bezüglich der Trainingsverträglichkeit bei Anfängern ist eine absolute muskuläre Auslastung weder beim Einsatz- noch beim Mehrsatztraining anzuraten.
- Ein wesentlicher Vorteil des Einsatztrainings ist vor allem die Zeitersparnis aufgrund des geringen Belastungsumfangs in einer Trainingseinheit. Dies kommt insbesondere Personen zugute, welche in kurzer Zeit ein Allroundprogramm absolvieren möchten.
- Fortgeschrittene profitieren vom Einsatztraining, wenn sie sich in einer Phase des Erhaltungstrainings befinden. Allerdings wird vielfach bestätigt, dass ein weiterer Leistungsanstieg nicht zu verzeichnen ist, da das Einsatztraining aufgrund des niedrigen Belastungsumfangs schließlich nicht mehr die nötigen Reize liefert. Für Fortgeschrittene ist deshalb immer noch das Mehrsatztraining die erste Wahl.

Methoden im Krafttraining

Wie bereits zu Beginn des letzten Abschnittes erwähnt, ist eine deutliche Abgrenzung der »Methoden« zu den »Organisationsformen« recht schwierig und führt gelegentlich zu Überschneidungen. Folgender Gedanke zur Trennung beider Begriffe liegt zu Grunde: Eine bestimmte Trainingsmethode sagt nichts darüber aus, wie ich mein Training im Allgemeinen organisiere. Dazu zwei von vielen möglichen Beispielen:

1. Die »Slow-Motion-Methode« kann man bezüglich der Organisationsform sowohl im Ganzkörpertraining wie auch im Split-Training oder im Einsatztraining verwenden.
2. Die »Negativmethode« kann man sowohl in der spitzen als auch innerhalb der stump-

fen Pyramide anwenden, genauso wie beim Mehrsatz- oder Einsatztraining.
Fast alle Trainingsmethoden lassen sich also mit fast jeder Organisationsform verknüpfen. Eine deutliche Trennung in Methoden, welche besser für Einsteiger oder Fortgeschrittene geeignet sind, ist nicht möglich, da Methoden, die häufig für Einsteiger empfohlen werden, genauso fur fortgeschrittene Kraftsportler relevant und anwendbar sind. Bei denjenigen Methoden, die tatsächlich einen höheren Grad an Trainiertheit verlangen, wird besonders darauf hingewiesen.

PRAXISTIPP

Nehmen Sie sich genügend Zeit alle Organisationen und Methoden aufmerksam zu studieren, damit Sie die im Anschluss gegebenen Trainingsempfehlungen fur Einsteiger und Fortgeschrittene verstehen können.

Überlastungsmethode

Die Überlastungsmethode stellt gewissermaßen eine grundlegende Methode zur Verbesserung der Kraft dar, da Muskeln nur dann adaptieren, wenn sie kontinuierlich über das momentane Leistungsniveau hinaus belastet werden. Unsere Muskeln müssen also »überlastet« werden. Dabei darf der Begriff nicht falsch verstanden werden! Es geht nicht darum, den Muskelapparat permanent an seine maximalen Grenzen zu bringen, sondern lediglich darum, einen genügend großen Trainingsreiz durch entsprechende Reizintensitäten (Gewichte, Wiederholungen und Sätze) zu setzen. Da der Muskel auf Training reagiert, also mit der Zeit kräftiger und stärker wird, müssen diese Reizintensitäten kontinuierlich erhöht werden, damit die Kraftentwicklungskurve stetig nach oben verläuft. Innerhalb des Überlastungsprinzips haben wir grundsätzlich zwei Möglichkeiten:

1. Wir erhöhen das Gewicht.
2. Wir erhöhen die Wiederholungszahl.

Dazu ein klassisches Beispiel: Bei der Übung »Bankdrücken« bewältigen Sie heute 10 technisch einwandfreie Wiederholungen mit 55 Kilogramm. In 4 Wochen schaffen Sie eventuell 14 saubere Wiederholungen. Durch die Erhöhung der Wiederholungszahl haben sie die Intensität erhöht. Um im Hypertrophietraining zu bleiben (immer bei 8–12 WH), erhöhen Sie nun das Gewicht auf z. B. 60 Kilogramm und absolvieren die Übung wieder mit gerade noch 10 Wiederholungen bis zur Muskelerschöpfung. Durch die Erhöhung des Gewichts haben Sie abermals die Intensität erhöht. Durch diese beiden Möglichkeiten der Intensitätssteigerung werden die Muskeln – im positiven Sinne – überlastet und zu neuem Wachstum angeregt.
Um einen optimalen Nutzen aus dieser Methode zu ziehen, ist es notwendig, dass man an seine persönliche Kraftgrenze stößt, den Muskel also wirklich »erschöpft«. Dies verlangt eine gute Portion Motivation vom Athleten. Gleichzeitig muss auf eine korrekte Trainingstechnik geachtet werden, insbesondere dann, wenn man sich innerhalb eines Satzes bei den letzten ermüdenden und dadurch wirklich schweren Wiederholungen befindet. Einsteiger sollten sich zunächst auf das Erlernen einer perfekten Übungsausführung konzentrieren und die Intensitäten nicht er-

höhen. Nach zwei bis drei Monaten regelmäßigem Training, kann man sich langsam an die Überlastungsmethode herantasten, indem man zuerst die Wiederholungszahl und in der nächsten Phase das Gewicht in kleinen Schritten – ein einziges Kilogramm wird schon genügen – erhöht. Hat sich der Körper an die neuartigen Belastungen, die durch Krafttraining entstehen, gewöhnt, kann man nach etwa sechs Monaten voll in die Überlastungsmethode einsteigen.

HINTERGRUND

Die Überlastungsmethode ist Grundlage für jede weitere Methode. Im Krafttraining geht es stets darum den Muskel zu ermüden, ihn kurzfristig zu »überlasten«. Nur so wird er genügend stimuliert und die Kraft kann sich erhöhen.

Isolationsmethode

Fortgeschrittene Anfänger können bereits in das isolierte Muskeltraining eingewiesen werden. Es hat zum Zweck, einem ganz bestimmten Muskel vollste Aufmerksamkeit zu widmen, ihn ausschließlich bzw. isoliert zu »bearbeiten«. Die Isolationsmethode wird uns bis in das Fortgeschrittenenstadium begleiten, wenn es darum geht, Muskeln, welche zu schwach ausgebildet sind, gezielt aufzubauen. Gute Beispiele für isoliertes Krafttraining sind die Übungen »Scott-Curl« (Seite 92) und der »Konzentrationscurl« (Seite 93). Beide Übungen belasten den Bizeps der Oberarme intensiv und isoliert. Alle Isolationsübungen werden immer eingelenkig sein, da mehrgelenkige Übungen automa-

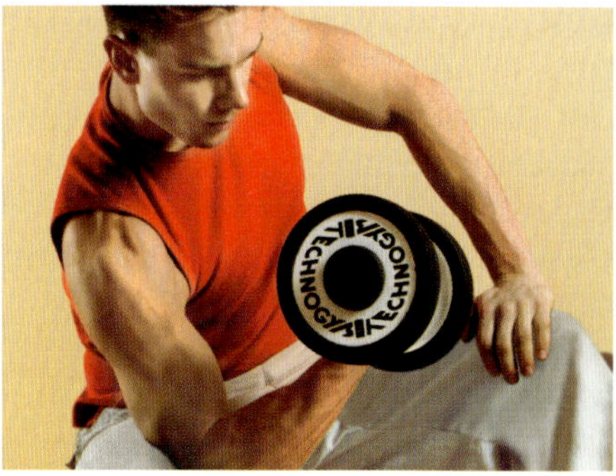

Der »Konzentrationscurl« zählt zu den klassischen Isolationsübungen für den Bizeps.

tisch mehrere Muskeln ansprechen. Das Isolationsprinzip kann auf unterschiedliche Weise in das Training integriert werden. Entweder Sie absolvieren an einem bestimmten Trainingstag für einen bestimmten Muskel ausschließlich Isolationsübungen oder Sie mischen die »Isos« mit Grundübungen, in denen der zu trainierende Muskel mitarbeiten muss.

Prioritätsmethode

Die Prioritätsmethode besagt nichts anderes, als dass Muskelgruppen, die, verglichen mit dem restlichen Muskelapparat, im Rückstand liegen, an den Anfang der Trainingseinheit gestellt werden, damit sie ausgeruht sind und mit entsprechendem Einsatz belastet werden können. Für Einsteiger und Fortgeschrittene gleichermaßen geeignet.

Slow-Motion-Methode

Der Slow-Motion-Methode (Zeitlupenmethode, Methode der langsamen Wiederholungen) liegt als Idee eine deutlich reduzierte

Bewegungsgeschwindigkeit zu Grunde. Üblicherweise benötigt man sowohl für die konzentrische als auch für die exzentrische Bewegungsphase je zwischen 2 und 4 Sekunden. Eine einzige über den vollen Bewegungsradius ausgeführte Wiederholung nimmt demnach bis zu 8 Sekunden in Anspruch. Bei der Methode der langsamen Wiederholungen wird die Zeit für eine Bewegungsphase auf 10 bis 30 Sekunden ausgedehnt, sodass man bis zu einer ganzen Minute für eine einzige Wiederholung benötigt. In diesem Zeitlupentempo macht man wenige Wiederholungen in vollem Bewegungsumfang (also keine Teilwiederholungen!). Es ist wichtig, das Zeitmuster von der ersten bis zur letzten Wiederholung einzuhalten. Das sonst übliche Trainingsgewicht muss natürlich deutlich reduziert werden. Nur für Geübte und Fortgeschrittene.

Abfälschungsmethode

Eine der wichtigsten Grundregeln im Krafttraining lautet: »Trainiere sicher und effektiv durch eine korrekte Übungstechnik!« Mit einem sauber durchgeführten Training minimieren wir das Verletzungsrisiko und können gezielte Trainingsreize für die Muskulatur setzen. Dennoch können abgefälschte Trainingstechniken (nicht zu verwechseln mit einem schlampigen Trainingsstil!) zu sehr guten Trainingserfolgen führen. Bei den »Schummelserien« (so wird diese Methode auch gerne genannt) trainieren wir mit einer etwas veränderten Technik, indem wir der Startbewegung durch eine bestimmte Zusatzbewegung einen entsprechenden Impuls geben. Mit diesem kleinen »Kick« können wir oftmals Lasten überwinden, die wir ansonsten nicht bewältigen würden. Das beste Beispiel, weil im Fitness-Studio immer wieder zu beobachten, ist sicher die Übung »Armcurl mit Langhantel« (auf Seite 92 mit Kurzhanteln dargestellt). Der schwerste Teil dieser Übung besteht darin, die Arme aus der Startposition bis in die Waagrechte zu heben (Armbeuge 90°). Nach einigen korrekten Wiederholungen wäre unsere Kraft bald ausgeschöpft, wir müssten die Übung abbrechen. Die Abfälschungsmethode – bei dieser Übung durch ein impulsartiges, kontrolliertes leichtes Rückschwingen des Oberkörpers gekennzeichnet – ermöglicht es uns, dieses schwerste Stück der konzentrischen Bewegungsphase zu bewältigen und noch einige Wiederholungen durchzuführen.
Entscheiden Sie sich nicht bei jedem Satz für diese Methode. Einige korrekte Übungen und Serien für den entsprechenden Muskel

WICHTIG

Wer wahllos mit Abfälschungsmethoden umgeht, riskiert seine Gesundheit! Sie eignet sich nur für Athleten mit großer Trainingserfahrung und guter Körperkontrolle. Es ist ein großer Unterschied, ob man schlampig und unsauber trainiert, oder ob zusätzliche Impulsbewegungen kompetenten und bewussten Einsatz finden. Es ist besonders wichtig, dass der Sportler die Last kontrolliert, nicht die Last den Sportler! Unkontrollierte Bewegungen und übertriebenes Schwingen oder Reißen sind der sichere Weg zu schwerwiegenden Verletzungen.

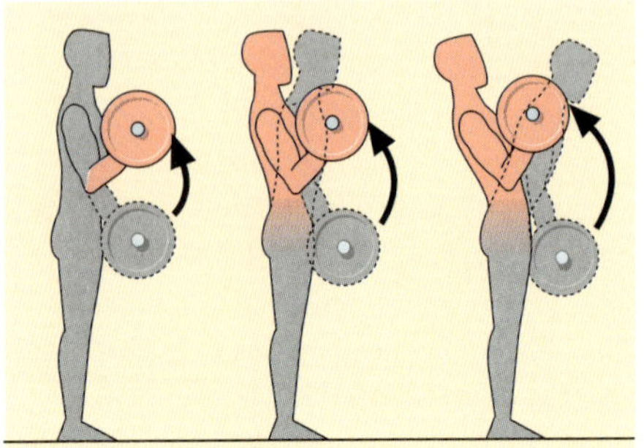

Die Abfälschungsmethode am Beispiel des Langhantel-Curls im Stehen, mit dem Risiko einer Rückenverletzung bei c.

sollten stets vorausgehen. Meiden Sie unnötige Experimente!

Methode der Intensivwiederholungen

Für Intensivwiederholungen – auch »erzwungene Serien« genannt – benötigen Sie einen kompetenten Trainingspartner. Die Methode dient in besonderem Maße der Hypertrophie. Man wählt ein Gewicht, welches man aus Erfahrung etwa 8- bis 10-mal selbstständig und korrekt bewältigen kann. Für weitere 2 bis 4 Wiederholungen wird man von einem Trainingspartner gerade so weit unterstützt, dass man die Übung in vollem Bewegungsumfang absolvieren kann. Der Partner darf dabei wirklich nur helfen, wenn die Bewegung in einer bestimmten Phase vollkommen ins Stocken geraten ist. Solange sich das Gewicht auch nur ein bisschen bewegt, sollte er lediglich als passive Hilfestellung fungieren. Nur für fortgeschrittene Athleten geeignet!

PRAXISTIPP

Intensivwiederholungen dienen dazu, das Training wirklich intensiv zu gestalten. Für maximalen Trainingserfolg ist es dringend zu vermeiden, dass die »erzwungenen, unterstützten« Wiederholungen leichter fallen, als die selbstständig ausgeführten. Also – nicht zu viel helfen bzw. helfen lassen!

Methode der Teilwiederholungen

Einige Autoren nennen diese Methode auch »brennende Serien«. Wenn Sie sie ausprobieren, werden Sie wissen warum. Teilwiederholungen sind die beste Möglichkeit die Trainingsintensität ohne Hilfe durch einen Partner zu erhöhen. Sie eignen sich sehr gut innerhalb einer Trainingsphase zur Muskelhypertrophie. Dazu legen Sie ein Gewicht auf, welches Sie aus Erfahrung etwa 8-mal in vollem Bewegungsumfang und korrekter Technik bewältigen können. Ab der letzten vollständigen Wiederholung spüren Sie, dass eine weitere nicht mehr möglich wäre. Genau das ist der Zeitpunkt für weitere 3 bis 4 Teilwiederholungen, also Wiederholungen, welche nur noch durch den letzten Abschnitt einer Bewegung zur maximalen Kontraktion gekennzeichnet sind. Dazu senken Sie das Gewicht nicht mehr vollständig, sondern nur bis ca. zur Hälfte ab. Eventuell müssen Sie den Bewegungsradius ab der zweiten oder dritten Teilwiederholung weiter reduzieren. Diese Methode eignet sich sehr gut für allein trainierende und fortgeschrittene Kraftsportler, die das Maximale aus ihrem Muskel herausholen möchten.

Methode der isometrischen Spitzenkontraktion

Die so genannte »Peak Contraction« auszunutzen ist eine Trainingsmethode um die Kontraktion der Muskulatur im Moment der Höchstleistung noch stärker auszureizen. Hierbei wird am Punkt der höchsten Kontraktion versucht, zusätzlich eine isometrische Spannung aufzubauen, welche 1 bis 2 Sekunden lang gehalten wird, bevor das Gewicht wieder gesenkt wird. Dies gelingt bei verschiedenen Übungen unterschiedlich gut. Außerdem muss der Athlet wissen, wie man bewusst bestimmte Muskeln isometrisch, also ohne Bewegung, anspannt. Üben Sie vorerst mit leichten Gewichten, damit Sie ein besseres Gefühl entwickeln können. Nur von erfahrenen Kraftsportlern mit einem hohen Körperverständnis anzuwenden.

Supersatzmethode

Ein Supersatz besteht aus einer Kombination zweier unmittelbar hintereinander ausgeführter Übungssätze. Erst nach Beendigung des zweiten Satzes wird eine Satzpause zur Erholung eingelegt. Man unterscheidet drei Möglichkeiten:

1. den Agonisten-Supersatz,
2. den Antagonisten-Supersatz und
3. so genannte eingeschobene Sätze.

Alle drei Beispiele lassen sich auch mit anderen Methoden kombinieren. Der Agonisten-Supersatz kann z. B. als »Slow-Motion-Bewegung« durchgeführt werden; ein Antagonisten-Supersatz kann auch als »Teilwiederholung« absolviert werden usw. Nur für Fortgeschrittene geeignet!

Agonisten-Supersatz
Das Training nach dieser Methode kombiniert zwei verschiedene Übungen für den gleichen Muskel. Ziel ist die völlige Ausschöpfung der jeweiligen Muskelgruppe und ein damit verbundener starker Hypertrophiereiz (Beispiel: »Butterfly« und »Liegestütze«, beides Übungen für die Brustmuskulatur). Außerdem tragen Agonisten-Supersätze zu einer wesentlichen Verkürzung der Trainingszeit bei und sie erhöhen die Belastungsdichte. Agonisten-Supersätze werden häufig auch als »verbundene Sätze« bezeichnet.

Antagonisten-Supersatz
Antagonisten-Supersätze kann man als Pendant zur vorher genannten Methode verstehen. Hierbei folgen zwei Übungen unmittelbar hintereinander, welche zuerst einen Muskel und dann seinen Gegenspieler (Antagonisten, siehe auch Seite 30) belasten. Meistens handelt es sich um eine Kombination aus jeweils einer Druck- und einer Zugübung bzw. einer Beuge- und einer Streckbewegung (Beispiel: »Armcurl« für den Bizeps in Kombination mit »Armstrecken am Seilzug« für den Trizeps).

Eingeschobene Sätze
Eingeschobene Sätze könnte man auch als »sanftes« Supersatztraining bezeichnen. Sie ermöglichen dem Sportler – sozusagen nebenbei – das Trainieren seiner kleineren Muskeln. Hierbei wird eine Grundübung für eine größere Muskelgruppe mit einer Übung für einen kleineren Muskel kombiniert (Beispiel: »Kniebeugen« und »Basic-Crunch« oder »Kniebeugen« und »Unterarm-

beugen«). Diese Methode der Supersätze ist bei weitem nicht so anstrengend wie die klassischen Supersätze, bei denen der gleiche Muskel zweimal bzw. ein Antagonist voll belastet werden. Gut geeignet zur Verbesserung der Körpersymmetrie und zur Leistungssteigerung der kleineren Muskeln. Denken Sie hierbei auch an die Rotatorenmanschette, eine sehr wichtige Muskelgruppe am Schultergelenk, die häufig vernachlässigt wird.
Vermeiden Sie es, dass »eingeschobene Sätze« Muskeln belasten, die an der vorangegangenen Übung wesentlich beteiligt waren. Eine Negativkombination wäre beispielsweise die Kombination aus »Klimmzügen« und »Unterarmbeugen«, da die Unterarme bereits bei den Klimmzügen beansprucht werden.

Negativmethode

Die Negativmethode, auch »exzentrische Trainingsmethode« genannt, konzentriert sich auf die nachlassende Bewegungsphase einer Übung. Bekanntlich kann ein Muskel in der negativen Phase wesentlich mehr Gewicht bewältigen als in der positiven, überwindenden. Man spricht von bis 140 % F_{max}. Diese Eigenschaft wird ausgenützt, um für den Muskel neue intensive Reize zu setzen. Sie ist nur für gut trainierte und weit fortgeschrittene Athleten geeignet, da Bänder, Sehnen und Muskeln über das gewohnte Niveau hinaus belastet werden. Dazu muss man ein Gewicht, welches höher als unsere Maximalkraft ist, durch Abfälschen (siehe Abfälschungsmethode Seite 47) oder mit Hilfe eines Partners konzentrisch bewältigen

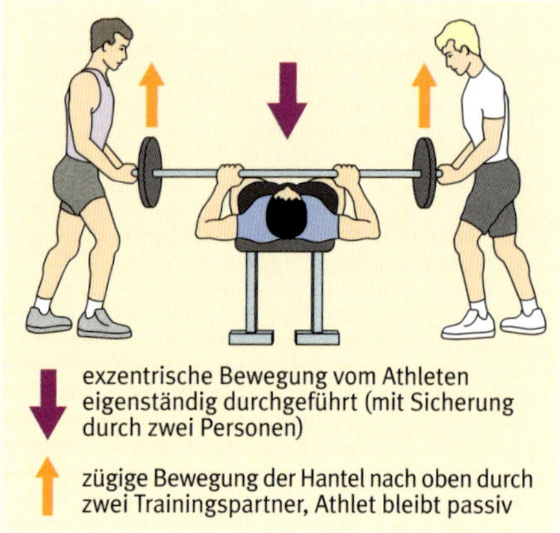

Die Negativmethode mit Hilfe zweier Trainingspartner am Beispiel der Übung »Bankdrücken«.

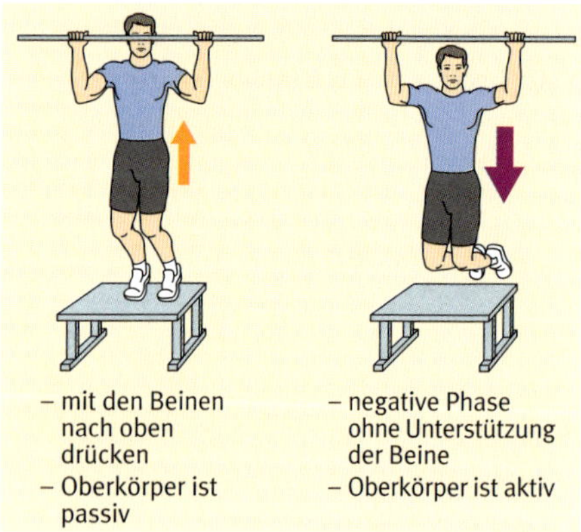
– mit den Beinen nach oben drücken
– Oberkörper ist passiv
– negative Phase ohne Unterstützung der Beine
– Oberkörper ist aktiv

Selbstständig durchgeführte Negativwiederholungen am Beispiel der Übung »Klimmzüge«.

und dann versuchen, das Gewicht so langsam wie möglich herabzulassen. Je nach Übung kann der Trainierende in der konzentrischen Phase auch gänzlich passiv bleiben und das Gewicht von Helfern an den entsprechenden Umkehrpunkt bringen lassen (siehe obere Grafik). In der Praxis kann man einen kompletten Satz »negativ« trainieren oder nur die letzten 2 bis 4 Wiederholungen. Eine gute Abstimmung mit den hilfestellenden Trainingspartnern ist Pflicht! Auch ohne Hilfestellung ist Negativtraining möglich, was das Beispiel Klimmzüge in der Grafik (Seite 50 unten) anschaulich macht.

Methode der Vorermüdung

Die Methode der Vorermüdung ist eine Art Agonisten-Supersatz, d. h. es werden zwei verschiedene Übungen für den gleichen Muskel ohne Pause durchgeführt. Weniger Geübte machen eventuell eine kurze Pause. Es geht bei der Vorermüdung darum, die Hilfsmuskeln (Synergisten) mit einzubeziehen bzw. zu aktivieren und den Zielmuskel (Agonisten) vollkommen auszulasten. Grundsätzlich folgt hierbei auf eine Isolationsübung (siehe »Isolationsmethode« Seite 46) eine Grundübung. Das Prinzip wird am Beispiel für den großen Brustmuskel deutlich:
Als Erstes führen wir die Isolationsübung »Butterfly« durch. Wir können diese Übung selektiv mit der Brustmuskulatur absolvieren, also ohne Hinzunahme von weiteren Hilfsmuskeln. Anschließend wechseln wir ohne Pause zur Grundübung »Bankdrücken«. Hierbei werden die Synergisten Trizeps und der vordere Anteil des Deltamuskels mit beteiligt. Der gesamte Brustmuskel leistet jedoch immer noch so viel Arbeit, wie es ihm nach der Vorermüdung möglich ist. Bei den ersten Wiederholungen arbeiten demnach alle Muskeln. Weitere Wiederholungen haben zum Ziel den Brustmuskel völlig zu ermüden. Da die Hilfsmuskeln Trizeps und Delta das aufgelegte Gewicht gewöhnlich nicht alleine bewältigen können, sind nur so viele Wiederholungen möglich, wie der Brustmuskel noch aktiv mitarbeiten kann. Ein Abbruch der Übung geschieht demnach genau zu dem Zeitpunkt, an dem der Brustmuskel keine Kraft mehr hat. Er ist zielgenau ermüdet, vollkommen ausgereizt.

WICHTIG

Bedenken Sie, dass diese und die nachfolgende Methode den Muskel bis zum Abbruch seiner Leistung beanspruchen. Allein deshalb sind beide nur für Fortgeschrittene geeignet. Der Leistungsabbruch kann sehr plötzlich und unerwartet eintreten, d. h. man meint häufig, noch eine Wiederholung zu schaffen, scheitert jedoch an diesem Versuch. Deshalb sollten stets mindestens ein, besser zwei Trainingspartner Hilfestellung leisten. Ein plötzlicher Kraftverlust, beispielsweise beim Bankdrücken oder bei der Kniebeuge, könnte ansonsten sehr unangenehme Folgen haben.

Das Prinzip der Vorermüdung am Beispiel des Trainings für den großen Brustmuskel.

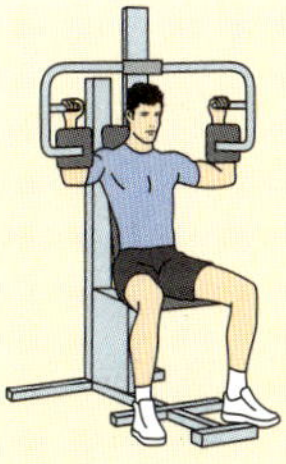

Die Übung »Butterfly« als **eingelenkige Isolationsübung** für den großen Brustmuskel.

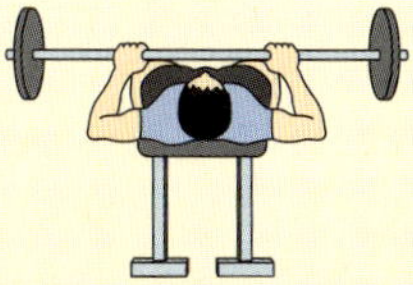

Die Übung »Bankdrücken« als **zweigelenkige Grundübung** für den großen Brustmuskel mit Beteiligung des Trizeps und des vorderen Anteils des Deltamuskels.

Methode der Nachermüdung

Die Methode der Nachermüdung verfolgt dasselbe Ziel wie die Vorermüdung, nämlich die völlige Ausreizung der Energiereserven eines bestimmten Muskels. Sie ist ebenfalls eine Art »Supersatz«. Hier wird die Übungsfolge jedoch umgekehrt. Das bedeutet, dass ein bestimmter Muskel zuerst durch eine Grundübung, auch Komplexübung genannt, trainiert und danach durch eine Isolationsübung völlig ausbelastet wird. Anhand des vorherigen Beispiels wird das Prinzip klar:
Absolvieren Sie die Grundübung »Bankdrücken« mit einem Gewicht, welches Sie 10- bis 12-mal bewältigen können (Hypertrophie). Ohne Pause wechseln Sie zum »Butterfly« und belasten den Brustmuskel isoliert bis zur völligen Ermüdung. Für maximalen Profit brauchen Sie maximale Motivation!

Gibt es eine »beste« Methode?

Ja, die gibt es! Wahrscheinlich gibt es nicht nur eine beste, sondern zusätzlich mehrere sehr gute. Doch welche dies sind, erfahren Sie erst dann, wenn Sie es lernen auf Ihren Körper zu hören, auf seine Signale zu achten und diese richtig zu deuten wissen. Wer das kann, ist auf dem besten Weg großartige Fortschritte zu feiern und seine Trainingsziele sicher und verletzungsfrei mit seinen persönlichen »besten« Methoden zu erreichen. Sie sollten im Laufe Ihrer Trainingskarriere behutsam mit den hier vorgestellten (und auch weiteren Ihnen bekannten) Methoden experimentieren und diese in die unterschiedlichen Organisationsformen integrieren. Da der Körper nicht von heute auf morgen auf die eine oder andere Methode reagiert, sollte man ihm mindestens vier Wochen Zeit geben, um dann zu entscheiden, ob eine gewählte Trainingsform »anschlägt« oder nicht. Auch die individuelle Genetik spielt hier eine wesentliche Rolle. Ein Patentrezept kann in diesem Zusammenhang nicht vorgestellt werden.

Prinzipien im Krafttraining

Trainingsprinzipien gelten allgemein als Kern der Trainingslehre. Ausgehend von ihnen werden von Trainern und Trainierenden die unterschiedlichsten Handlungen zur optimalen Trainingsplanung und -durchführung vollzogen. Sie sind geschlechtsneutral und gelten für alle Zielgruppen, egal ob Einsteiger oder Fortgeschrittene, Hobby- oder Profisportler, Gesundheits- oder Leistungssportler. Obwohl auf sportwissenschaftlichen Erkenntnissen beruhend, werden sie »nur« als Handlungsempfehlungen verstanden. Das heißt, dass sie genügend Ermessensspielraum lassen und nicht als feste Vorschriften gelten, obwohl sie Gesetzmäßigkeiten mit hoher trainingspraktischer Allgemeingültigkeit besitzen. Für eine konkrete Trainingsentscheidung geben die Prinzipien also keine Hinweise, was jedoch keineswegs bedeutet, dass man sie im Trainingsprozess unbeachtet lassen darf.

Prinzip des Lernens

Niemand beherrscht Dinge, die er neu ausprobiert auf Anhieb perfekt. Alles beruht auf einem Prozess des Lernens. Jedes Lernen –

selbst das Binden eines Schnürsenkels in unserer Kindheit – folgt feststehenden Prinzipien, und zwar:

1. vom Bekannten zum Unbekannten,
2. vom Leichten zum Schweren,
3. vom Einfachen zum Komplexen.

Die Einhaltung dieser Lernprinzipien ist auch im Kraftsport bindend. Kein Einsteiger beherrscht zu Beginn seines Trainings sämtliche zur Verfügung stehende Übungen. Grundsätzlich gilt, dass das was gut vermittelt wird, auch gut nachgemacht werden kann. Das Lehren muss stets individuell ausgerichtet sein, da alle Lernenden Individuen sind. Der Lernende, also der Kraftsportler egal welchen Niveaus, muss sich selbst genügend Zeit geben, um sich bestimmte Bewegungsabläufe schrittweise anzueignen. Das »Selbsttun« ist hierbei das Wichtigste. Nur durch beständiges Üben wird die Trainingstechnik perfekt.

Prinzip des wirksamen Reizes

Ein wirksamer Reiz ist nichts anderes, als ein Reiz (Belastung), der eine gewisse Schwelle überschreiten muss, damit er eine Anpassung (Adaption) bewirkt. Dieses Prinzip klingt sehr einfach, ist aber eines der wichtigsten. Die notwendige Höhe des Reizes, angegeben in Kilogramm (kg) oder Prozent der maximalen Kraftleistung (F_{max}), und die Anzahl der Sätze und Wiederholungen (WH), hängen im Wesentlichen vom Leistungsstand des Sportlers und seinen Trainingszielen ab.

Man unterscheidet zwischen

- unterschwelligen Reizen, die keine Wirkung haben. Die Leistungsfähigkeit wird negativ beeinflusst, die bestehenden Funktionen der Organe verschlechtern sich.
- überschwellig schwachen Reizen, die lediglich zu einem Erhalt eines Funktionszustandes führen.
- überschwellig starken Reizen, welche eine gewisse positive Adaption nach sich ziehen.
- zu starken Reizen, welche den Organismus schädigen, die Körperfunktionen negativ beeinträchtigen und die Leistungsfähigkeit reduzieren können (Verletzungen, Übertraining u. Ä.).

Prinzip der optimalen Relation von Belastung und Erholung

Auf jeden Tag folgt eine Nacht, auf jedes Einatmen folgt ein Ausatmen – auf jede Belastung folgt eine Erholung. Alles muss sich in der Balance befinden, ausgewogen sein. So auch unser Training. Würde keine Nacht kommen, würde die Erde von der Sonne bald ausgedörrt sein, würden wir nicht ausatmen, sondern immer nur einatmen – wahrscheinlich würden wir platzen. Wer sich immer nur belastet und niemals für Erholung und Regeneration sorgt, wäre bald am Ende seiner Kräfte. Die Erholung hat im Trainingsprozess die gleiche Bedeutung wie die tatsächliche Belastung. Unser Körper benötigt die Regeneration, um verschiedene Auf- und Umbauprozesse zu vollziehen und nachfolgend ein höheres Leistungsniveau herauszubilden. Die Gestaltung der Erholungsphasen unterliegt dem Einfluss persönlicher Beobachtungen. Bei leichten bis mittelintensiven Trainingseinheiten gelten 1 bis 2 Tage Trainingspause als optimal. Diese Angabe ist allerdings sehr oberflächlich und muss je

HINTERGRUND

Die Erhöhung eines bis dato bestehenden Leistungsniveaus durch den Körper vollzieht sich stets in der Regenerationsphase, also nicht während, sondern stets nach dem Training, zwischen den einzelnen Trainingseinheiten.

nach individueller Erholungsfähigkeit, Trainingszustand und Trainingserfahrung modifiziert werden. Neben der Intensität des Trainings spielen auch die Ernährung und begleitende Maßnahmen (sorgfältiges Cool-down, Stretching, Sauna, Massagen, etc.) eine Rolle bei unserer Regenerationskurve.

Prinzip der Belastungssteigerung

Da der Organismus die Fähigkeit besitzt sich anzupassen, werden Trainingsbelastungen, die über einen längeren Zeitraum konstant bleiben (gleiches Gewicht, gleiche Wiederholungszahl, gleiche Satzpausen, gleiche Übungen), trainingsunwirksam. Ehemals überschwellige Reize werden also irgendwann unterschwellig und fordern den Körper nicht mehr heraus. Als Konsequenz daraus ergibt sich die Notwendigkeit einer individuell und kontinuierlich angepassten Belastungssteigerung. Die Trainingsanforderungen müssen dem anwachsenden und jeweils aktuellen Leistungszustand des Athleten angepasst werden. Man spricht deshalb auch vom »Prinzip der progressiven (ansteigenden) Belastung«. Die Erhöhung der Belastungen muss allmählich erfolgen und darf keine zu großen Sprünge aufweisen. Es gilt, stets gefühlvoll, differenziert und dem Trainingsziel entsprechend zu handeln. Zu berücksichtigen sind unter anderem auch

- das biologische Alter des Sportlers,
- das Trainingsalter des Sportlers (wie lange trainiert er schon?),

Notwendigkeit der intensiveren Belastung bei zunehmendem Trainingsalter als Voraussetzung eines weiterhin ansteigenden Leistungsniveaus.

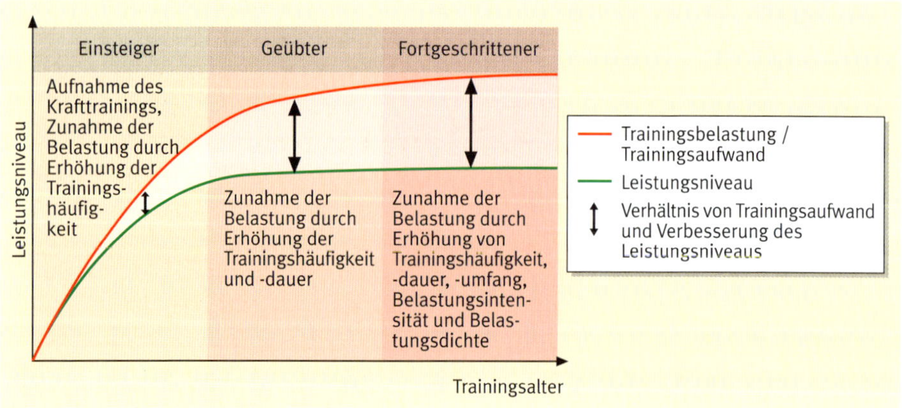

- das Entwicklungs- bzw. vorhandene Leistungsniveau des Sportlers und
- das Trainingsziel.

Eine progressiv und langsam ansteigende Belastung ist in erster Linie über die verschiedenen Belastungsfaktoren (siehe Seite 13 ff) möglich. Im Krafttraining kann man zusätzlich die koordinativen Ansprüche durch komplexere Übungen erhöhen (z. B. koordinativ einfacher = Beinstrecken, komplexer = Kniebeugen).

Da sich der Körper mit zunehmendem Trainingsalter den stetig höher werdenden Belastungen anpasst, dieser Steigerung biologisch jedoch Grenzen gesetzt sind, wird es immer schwieriger weitere Leistungszuwächse zu erreichen. Irgendwann erreicht der Athlet seine maximale Funktionskapazität. Zu Beginn der Trainingskarriere ist ein stark anwachsendes Trainingsniveau bei vergleichsweise geringem Trainingsaufwand erkennbar. Je länger man trainiert, desto flacher wird automatisch die Erfolgskurve und es müssen größere Belastungen in Verbindung mit ausgefeilteren Trainingsmethoden erfolgen, um weitere Anpassungsvorgänge zu erzwingen. Gleichzeitig gewinnen die Erholungsphasen zunehmend an Bedeutung.

Prinzip der Variation

Gleich bleibendes Training führt zu Belastungsmonotonie, infolgedessen zu einer Abnahme der anabolen Trainingsreize und somit zu einer Stagnation des Trainingsgewinns. Es bedarf regelmäßig veränderter Stimulationen, die sich im Trainingsgeschehen verschiedenartig äußern können. Das Prinzip der Variation bezieht sich nicht nur auf eine Steigerung der Intensität (Prinzip der Belastungssteigerung), sondern vor allem auf einen Wechsel

- von Trainingsinhalten bzw. Übungen,
- der Trainingsmethoden und
- der Organisationsformen.

Diese Variationen sorgen für eine Unterbrechung der Trainingsmonotonie und verursachen als neue ungewohnte Trainingsreize weitere Störungen der Homöostase (biologisches Gleichgewicht) mit nachfolgenden Anpassungen des Organismus.

Prinzip der Regelmäßigkeit

Dieses Prinzip besagt, dass eine bestimmte Belastung mehrfach, kontinuierlich und über einen längeren Zeitraum erfolgen muss, um eine stabile, dauerhafte, nachhaltige oder erhöhte Anpassung des Organismus nach sich zu ziehen. Verschiedene Untersuchungen haben gezeigt, dass man schnell aufgebaute Leistungen bei einer Trainingsunterbrechung auch schnell wieder verliert, wogegen ein langsam und gleichmäßig antrainiertes Leistungsniveau bei Trainingspausen auch länger anhält. Dies gilt vor allem für Kraftleistungen, die den Muskel betreffen und weniger für die trainingstechnischen und -koordinativen Fähigkeiten, welche vom zentralen Nervensystem gesteuert werden.

Prinzip der Periodisierung

Setzt man sich als Sportler zum Ziel, sein Leistungsniveau stetig zu erhöhen, was überwiegend im ambitionierten bzw. leistungsorientierten Krafttraining der Fall ist, befindet man sich quasi permanent im

Grenzbereich seiner individuellen Belastbarkeit. Auf Dauer ist dies nicht möglich. Man kann sich nicht ständig in Höchstform befinden. Wer dies trotzdem versucht, läuft Gefahr, dass sich die anabolen Prozesse im Körper (Aufbau) schlagartig in katabole (Abbau) umdrehen. Aus diesem Grund muss man sein Training in verschiedene Phasen einteilen, man muss es periodisieren. Dies geschieht über eine langfristige Planung, bei der belastende mit weniger belastenden Trainingsphasen abwechseln müssen.

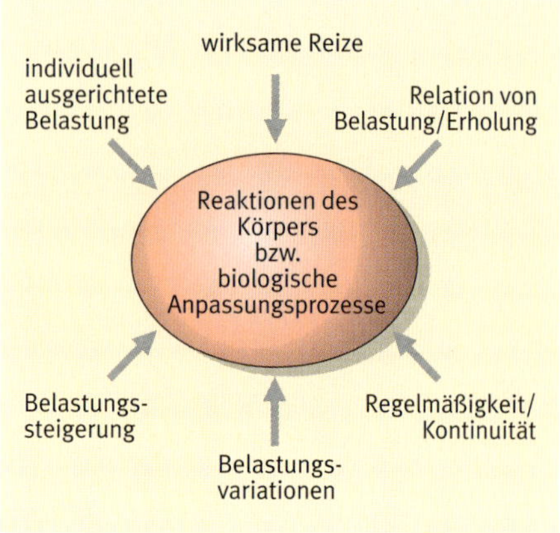

Positive aber auch negative körperliche Reaktionen bzw. biologische Anpassungserscheinungen werden durch die Trainingsprinzipien beeinflusst bzw. hängen von ihnen ab.

Prinzip der Individualität

Jeder Mensch ist ein einzigartiges Individuum, was sich nicht nur im äußeren Erscheinungsbild widerspiegelt. Niemand hat gleiche Voraussetzungen oder identische genetische Bedingungen. Zur optimalen Leistungsentwicklung muss man diese Unterschiede berücksichtigen. Beim Prinzip der Individualität handelt es sich vor allem um anlagebedingte Fähigkeiten, wie beispielsweise Begabung, Konstitution, aber auch um Faktoren wie Motivation oder Emotion. Biologisch betrachtet bedeutet dies auch, dass ein qualitativ und quantitativ gleicher Belastungsreiz bei jedem Trainierendem eine unterschiedliche Reizverarbeitung und folglich eine einzigartige Anpassung zur Folge hat. Ihr Trainingspartner, mit dem sie also tagaus, tagein zusammen trainieren und der alles genauso macht wie Sie, kann völlig anders auf das Training reagieren als Sie. Er sollte niemals Maßstab für Ihren eigenen Trainingserfolg sein!

Alle genannten Prinzipien können natürlich nicht derart isoliert betrachtet werden, wie dies in der vorangegangenen Aufzählung geschehen ist. Manchmal können sie sich inhaltlich überschneiden, ergänzen oder sich gegenseitig ausschließen. Es sollte deshalb stets geprüft werden, inwieweit welches Prinzip Anwendung findet, finden muss oder finden kann. Machen Sie sich jedoch keinen unnötigen Stress. Lassen Sie Ihre Erfahrun-

PRAXISTIPP

Bei den Trainingshinweisen für Einsteiger und Fortgeschrittene auf den folgenden Seiten handelt es sich um Empfehlungen, die Experten und Wissenschaftler über viele Jahre hinweg zusammengetragen haben. Modifizieren Sie diese individuell und nach persönlichem Ermessen. Wir verwenden Begriffe, die im Vorfeld ausführlich erläutert wurden. Beachten Sie bitte auch die Anmerkungen zur Atmung (Seite 57).

gen, die sich im Laufe Ihrer Trainingskarriere mit Sicherheit ansammeln werden, in alle Überlegungen und Planungen mit einfließen. Ein Tipp: Handeln Sie auch nach dem »Prinzip Ihres eigenen Instinktes«.

Atmung im Krafttraining

Die Atmung beim Krafttraining ist ein viel diskutiertes Thema. In den meisten Fachbüchern über Kraft- und Muskeltraining liest man, dass man beim Überwinden eines Widerstandes (konzentrische, positive Phase) ausatmen und beim Nachlassen (exzentrische, negative Phase) einatmen soll. Das ist übrigens grundsätzlich richtig und für Fitness- und Breitensportler immer erste Wahl. Anders lautende Theorien stammen hauptsächlich von Leistungs- und Hochleistungssportlern aus der Bodybuilding- und Gewichtheberszene, welche ständig mit maximalen Gewichten trainieren, um die persönliche Leistung, gemessen an den bewältigten Gewichten, zu verbessern.
So hört man beispielsweise aus

- England, dass man in der konzentrischen Phase einatmen soll;
- Russland, dass man jedes Mal, wenn sich in einer Bewegungsphase der »Brustkorb öffnet«, einatmen soll;
- der Schweiz, dass Atem- und Bewegungsrhythmus nicht übereinstimmen müssen;
- einem Institut in Deutschland, dass man in der Bewegungsmitte einatmen und an den jeweiligen Umkehrpunkten ausatmen soll;
- unterschiedlichen Kreisen, dass die Valsalva-Technik (Pressatmung) bei hohen Gewichten von Vorteil ist.

Dieser Abschnitt des Buches dient nicht dazu, Sie zu verwirren und wird sich auch nicht weiter mit den teilweise komplizierten anatomischen, biomechanischen oder physiologischen Gegebenheiten der unterschiedlichen Atemtechniken beschäftigen. Über die Pressatmung lohnt es sich jedoch einige Worte zu verlieren:
Hierbei wird die eingeatmete Luft mittels Aktivierung der gesamten Bauch- und Beckenbodenmuskulatur gegen die verschlossene Stimmritze gedrückt, mit der Folge, dass der Druck im Brustraum stark ansteigt und der venöse Rückstrom zum Herzen erheblich beeinträchtigt wird. Durch den vorübergehenden Abfall der transportierten Blutmenge wird auch das Gehirn schlechter durchblutet, was in einigen Fällen – wahrscheinlich bei nicht kreislaufgesunden Athleten – schon zum Kollaps geführt haben soll. Hinzu kommt, dass bei der Pressatmung in Verbindung mit schwerer körperlicher Arbeit die Sauerstoffsättigung im Blut und somit die Sauerstoffversorgung der Arbeitsmuskulatur innerhalb weniger Sekunden rapide abnimmt. Für kreislaufstabile, gesunde und hoch trainierte Sportler stellt die gelegentliche Pressatmung generell keine Gefahr dar. Im Gegenteil – für die Entwicklung maximaler Kräfte und die einhergehende wirbelsäulen- bzw. bandscheibenentlastende Wirkung bei axialen Belastungen (z. B. Kniebeugen) ist sie sogar manchmal erforderlich. Experten empfehlen jedoch auch Spitzensportlern, dass die Valsalva-Technik nur sehr sparsam bzw. nur bei ausgesuchten Übungen angewendet werden soll, da sie das Herz-Kreislauf-System ungünstig beeinflusst. Grundsätzlich ist nämlich ein hoher Brust-

korbinnendruck keineswegs wünschenswert. Tatsächlich ist es so – das haben Sportphysiologen herausgefunden –, dass die Kraftentfaltung beim Einatmen am geringsten, beim Ausatmen stärker und beim Pressen am stärksten ist. Dies bedeutet jedoch nicht, dass jeder Kraftsportler ab sofort nur noch mit Pressatmung trainieren soll, damit er möglichst hohe Gewichte bewältigen kann. Die Nachteile wurde bereits aufgeführt.

PRAXISTIPP

Es kommt nicht auf die Quantität (möglichst viel Gewicht), sondern auf die Qualität (gute Technik, Ausführung) im Training an. Haben Sie also stets ein technisch hochwertiges Krafttraining vor Augen. Nicht die Gewichte, die Sie bewältigen sind das Entscheidende, sondern das individuelle Ergebnis, welches Sie mit angepassten Gewichten erreichen!

Krafttraining für Einsteiger

Zu den Einsteigern zählen alle Personen, die, unabhängig von Alter und Geschlecht, bisher noch kein regelmäßiges Krafttraining betrieben haben, oder deren kontinuierliche Trainingspraxis mehr als 6 Monate zurückliegt. Die angegebene Dauer bei den nachfolgend beschriebenen Trainingsphasen ist individuell anzupassen.

Basistraining I + II

Einsteiger beginnen stets mit dem Basistraining I, welches einen soliden Grundstock für weitere aufbauende oder belastendere Trainingsarten liefern soll. Man kann es auch als »Gewöhnungs- oder Orientierungsphase« bezeichnen. Schließlich springt ein Motorrad, welches jahrelang in der Garage stand, auch nicht beim ersten Versuch an. Behutsamkeit heißt die Devise! Das Training ist in dieser Zeit von geringen Krafteinsätzen (30 bis 40 % F_{max}) und mittleren bis hohen Wiederholungszahlen (15 bis 30) gekennzeichnet. Dadurch soll vermieden werden, dass man bis an seine persönliche Leistungsgrenze trainiert. Einsteiger sollten stets das Ganzkörpertraining mit 6 bis 10 Übungen wählen. Alle Übungen werden vorerst ohne bzw. mit sehr geringem Gewicht erlernt.
Jede Übung wird 1- bis 3-mal und ohne Gewichtserhöhung wiederholt (Einsatz- oder Mehrsatztraining). Man kann sich für das Stations- oder Zirkeltraining entscheiden.
In der Phase der Gewöhnung sollte bei der Übungsauswahl besonderer Wert auf die Stützmuskulatur des Bewegungsapparates gelegt werden (Bauch- und Rückenstabilisatoren). Je nach Intensität werden beim Stationstraining (Mehrsatztraining) 1 bis 2 Minuten Pause zwischen den Sätzen eingehalten. Beim Zirkeltraining bzw. beim Einsatztraining benötigt man keine Erholungspausen, da kein Muskel zweimal hintereinander belastet wird. Insgesamt dauert diese Trainingsphase 4 bis 10 Wochen bei 2 bis 3 Trainingseinheiten pro Woche. Zwischen den Trainingstagen dienen 1 bis 2 trainingsfreie Tage der Erholung.
Die nächste Stufe, das Basistraining II, gilt immer noch dem Schaffen eines breiten und soliden Kraftfundaments. Die Belastungsintensität steigt geringfügig und in einem organverträglichen Rahmen an. Als Vergleich

Ziele des Basistrainings I

- Gewöhnung an krafttrainingsspezifische organische Belastung sowie Kennenlernen und Stabilisieren von Bewegungsabläufen (Übungen)
- Verbesserung des Kraftniveaus durch Erhöhung der Bewegungsqualität
- Grundlagentraining für alle weiteren aufbauenden und intensiveren Trainingsarten
- REKOM-Training für intensiver Trainierende

dient unser »Garagenmotorrad«, welches vom groben Staub befreit wurde, Öl und Bremsflüssigkeit wurden erneuert, die Kette gespannt. Das Training der zweiten Stufe umfasst immer noch alle wesentlichen Muskeln und Muskelgruppen (Ganzkörpertraining), welche mit etwa 10 bis 12 Übungen belastet werden. Jede Übung wird 2- bis 4-mal mit je 15 bis 20 Wiederholungen absolviert. Dies ist schon das Mehrsatztraining, welches eine ungefähre Satzpause von 1 bis 2 Minuten verlangt. Wechselt man die Station, wenn alle Sätze der vorangegangenen beendet sind (= Stationstraining), und wird im Anschluss daran der gleiche Muskel nicht erneut belastet, muss man keine Erholungspause einlegen. Die Intensität wird auf bis zu 50 % F_{max} erhöht. Die Phase des Basistrainings II dauert bei regelmäßigem Training erneut etwa 4 bis 10 Wochen. Man trainiert 2- bis 3-mal pro Woche. Dazwischen legt man mindestens einen Tag zur Erholung ein. Mit dem Basistraining II können viele Trainierende bereits ihre Ziele erreichen, sodass sie bei dieser Form des Krafttrainings verweilen können. Wem es also um allgemeine

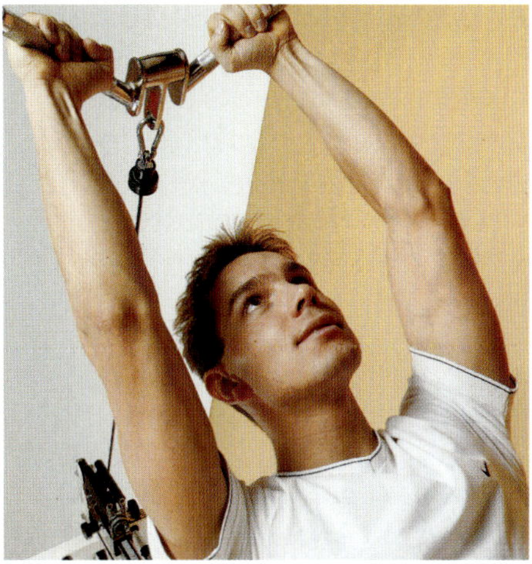

Das Erlernen neuer Übungen und Bewegungsmuster mit niedrigen Gewichten ist nicht nur für Einsteiger, sondern auch für Geübte von großer Bedeutung.

Ziele des Basistrainings II

- Gewöhnung des Trainingsgeübten an höhere Belastungen und neue Bewegungsmuster, Erweiterung des Übungsrepertoires
- Verbesserung des allgemeinen Kraftpotenzials durch die Verbesserung der Bewegungsqualität und Vorbereitung auf höhere Trainingsintensitäten
- REKOM-Training für intensiver Trainierende

Gesunderhaltung und Wohlbefinden geht und wer mit seinen Trainingserfolgen zufrieden ist, braucht am Trainingsprozess nichts Wesentliches zu ändern. Lediglich die Übungen sollten alle 6 bis 8 Wochen ausgetauscht werden. Man kann sich auch langsam an komplexere Bewegungsmuster herantasten, wie sie vielfach bei mehrgelenkigen Übungen vorkommen (z. B. Kniebeugen).

Aufbautraining

Das Aufbautraining baut auf dem bisher Erreichten auf. Man könnte es auch als Geübtentraining bezeichnen bzw. als Übergang vom Einsteiger- zum Fortgeschrittenentraining. Wir haben zwei Möglichkeiten: Entweder wir verbessern weiterhin unsere Kraftausdauerleistung oder wir ändern unsere Trainingsform hinsichtlich eines gezielten Muskelaufbaus (= Hypertrophietraining).

Kraftausdauer

Zur weiteren Verbesserung unserer Kraftausdauer behalten wir die Intensität von etwa 50 % unserer Maximalkraft. Die Wiederholungszahl erhöht sich auf bis zu 50. Wir trainieren 3- bis 4-mal pro Woche und belasten innerhalb einer Trainingseinheit entweder den ganzen Körper (Ganzkörpertraining) oder richten das Training sportartspezifisch aus (spezifisches Krafttraining). Neben Grund- und Basisübungen an den Geräten können vermehrt komplexere Bewegungsmuster und mehrgelenkige Übungen mit freien Gewichten eingesetzt werden. Je nach Zielsetzung werden bis zu 15 Übungen mit 2 bis 4 Sätzen absolviert. Für das spezifische Kraftausdauertraining werden weniger Übungen gewählt, die aber auf eine bestimmte Sportart ausgerichtet sind.

Muskelwachstum

Das Hypertrophietraining wird etwas anders gestaltet. Bei einer Trainingshäufigkeit von 2 bis 3 Einheiten pro Woche wählen wir das Ganzkörpertraining. Wer häufiger trainiert, ist mit dem Split-Training besser beraten. Jeder Muskel/jede Muskelgruppe wird anfangs mit einer, später und insbesondere beim Split-Training mit bis zu drei (auch vier) verschiedenen Übungen belastet. Wir absolvieren 8 bis 12 Wiederholungen bei einer Intensität von 60 bis 75 % der Maximalkraft. Jede Übung kann mit bis zu 4 Sätzen wiederholt werden. Das Gewicht bleibt anfangs gleich, später trainieren wir nach dem Pyramidenprinzip. Allgemein sollte sich nach einem Übungsdurchlauf ein Gefühl der mäßigen bis starken Muskelermüdung einstellen. Eine individuell gestaltete Satzpause dient der Erholung.

Ziele des Kraftausdauertrainings in der Aufbauphase

- Neue Trainingsreize durch eine Erhöhung der Intensitäten
- Stabilisierung bzw. Aufbau hinsichtlich der allgemeinen oder sportartspezifischen Ausdauerleistungsfähigkeit der Muskulatur
- Weitere Verbesserung der Kapillarisierung und des Energiestoffwechsels, Erhöhung des Kalorienverbrauchs

Ziele des Hypertrophietrainings in der Aufbauphase

- Muskelwachstum, Körperformung
- Vorbereitung des Organismus auf höhere Belastungen innerhalb des Maximalkrafttrainings zur weiterführenden Leistungssteigerung
- Kennenlernen weiterer neuer Bewegungsmuster
- Allgemeine Verbesserung des Kraftpotenzials

Krafttraining für Fortgeschrittene

Fortgeschritten ist der Athlet, der ohne größere Trainingspausen mindestens ein Jahr lang kontinuierlich trainiert hat. Er ist gesund und hat sich durch ein individuell gestaltetes Programm ein breites Kraftfundament geschaffen. Er beherrscht alle Übungen aus dem Effeff, ist mit freien Gewichten, Seilzügen und den unterschiedlichsten Maschinen bestens vertraut. Fortgeschrittene Sportler weisen ein hohes Maß an Körpergefühl auf, können mit Intensitäten (Gewichten) umgehen und sie auf den eigenen Organismus bzw. auf den momentanen Trainingszustand abstimmen. Der Fortgeschrittene kann seine Trainingskarriere hinsichtlich eines gezielten Muskelwachstums (Maximalkrafttraining) oder zur Verbesserung seiner Kraftausdauerleistungen fortsetzen.

Maximalkrafttraining

Unsere Maximalkraft wird in entscheidendem Maße vom Muskel- bzw. Muskelfaserquerschnitt (Hypertrophie) und von der intramuskulären Koordination (IK) beeinflusst. Die Verbesserung beider Eigenschaften ist für Fortgeschrittene nur über ein differenziertes Training zu erreichen, d. h. die Belastung muss unterschiedlich gestaltet werden. Die Trainingsformen dazu nennt man Hypertrophietraining und IK-Training.

Hypertrophietraining

Eine Kraftzunahme via Muskelhypertrophie hängt von der Art und Durchführung des Trainings ab. Bei der Hypertrophie eines Muskels kommt es wie gesagt zur Verdickung jeder einzelnen Muskelfaser und in der Gesamtheit zur Verdickung des gesamten Muskels. Als »Muskelfan« sollte man von Beginn an darauf achten, dass der Körper ausgewogen und den Proportionen entsprechend trainiert wird. Wir sprachen in diesem Zusammenhang bereits von »Muskelbalance« (Seite 29). Betrachten Sie stets den ganzen Körper als Kunstwerk und nicht nur Teile von ihm!

Die Belastungsintensität kann bei trainierten Sportlern auf bis zu 85 % der maximalen Kraftfähigkeit ansteigen. Die Arbeit innerhalb eines Satzes muss zur Muskelerschöpfung führen. Dies erreichen wir durch eine individuelle Abstimmung von Gewicht und Wiederholungen (8 bis 12). Jede Übung sollte mit 3 bis 4 Sätzen und einer individuellen Satzpause (1 bis 3 Minuten) absolviert werden. Sie werden merken, dass der Muskel von Satz zu Satz müder wird, was dem Prinzip der notwendigen Muskelerschöpfung entspricht. Wer 2- bis 3-mal pro Woche trainiert, wählt das Ganzkörpertraining und etwa 12 Übungen pro Trainingseinheit.

Wer öfter trainiert, sollte als Organisationsform das Split-Training wählen. Da Fortgeschrittene für einen weiteren Leistungsanstieg mehrere Sätze pro Übung absolvieren müssen, spricht man auch von Mehrsatztraining. Die verschiedenen Methoden (ab Seite 44) können Anwendung finden. Gehen Sie mit diesen jedoch behutsam um! Tasten Sie sich langsam an sie heran und integrieren Sie möglichst nur wenige Methoden – diese allerdings sehr bewusst und korrekt.

Ziele des Hypertrophietrainings

- Vergrößerung des Muskelquerschnitts
- Erhöhung der Kraftleistung
- Körperformung
- gezieltes Training zur Verbesserung der »Body-Balance«, Beseitigung von individuellen Muskelschwächen

IK-Training

Intramuskuläres Koordinationstraining ist eine hoch belastende Trainingsform zur Erhöhung unseres Kraftniveaus. Sie ist ausschließlich für fortgeschrittene und leistungsorientierte, gesunde Kraftsportler geeignet.

HINTERGRUND

Die intramuskuläre Koordination beschreibt die Fähigkeit eines Muskels, möglichst viele seiner Muskelfasern zu kontrahieren (siehe Text und Grafik Seite 36 f).

Diese intramuskuläre Tätigkeit kann man auch folgendermaßen erklären: Heben wir ein leichtes Gewicht, müssen nur wenige Muskelfasern zur Überwindung dieses Widerstandes aktiv werden. Heben wir ein schwereres Gewicht, wird mehr Kraft benötigt und dadurch eine größere Anzahl von Muskelfasern aktiviert. Heben wir ein für uns maximales Gewicht, müssen sämtliche kontraktionsfähigen Muskelfasern arbeiten. Die Anzahl dieser aktivierungsfähigen Muskelfasern kann man durch das IK-Training erhöhen, das heißt, dass wir bei einer willentlichen maximalen Kontraktion mehr Muskelfasern synchron ansteuern können. Das Nerv-Muskel-Zusammenspiel wird verbessert (vgl. auch Seite 28). Die Folge ist mehr Kraft, also eine höhere Maximalkraft des entsprechenden Muskels. Diese Kraftverbesserung gibt uns wiederum die Möglichkeit in der nächsten Phase des Hypertrophietrainings mit höheren Gewichten zu trainieren.

Das IK-Training weist eine spezielle Charakteristik auf. So trainieren wir mit maximalen Intensitäten (85 bis 100 % F_{max}) und niedrigen Wiederholungszahlen (1 bis 4). Der Effekt des Muskelwachstums wird damit ausgeschaltet. Der Muskel reagiert auf dieses Training mit der Aktivierung von bisher »schlafenden« bzw. bisher noch nicht rekrutierten Muskelfasern. Da das Training Ihnen viel Power und Energie abverlangen wird und es mit entsprechenden Belastungen auf den Körper verbunden ist, sollte eine IK-Trainingsphase nicht länger als 2 bis 4 Wochen dauern. Am besten eignet sich das Split-Training, da Sie dann pro Trainingseinheit nur wenige Muskeln maximal fordern. Man kann pro Übung 4 bis 10 Sätze mit Satzpausen von 3 bis 5 Minuten absolvieren. Diese verhältnismäßig lange Pause ist für die Muskelerholung notwendig. Achten Sie auf eine absolut saubere Trainings- bzw. Bewegungstechnik.

Ziele des IK-Trainings

- Gesteigerte Rekrutierung von Muskelfasern
- Erhöhung des allgemeinen Kraftniveaus
- Steigerung der Maximalkraft unter Ausschaltung des Hypertrophieeffektes

Kraftausdauertraining

Viele Sportwissenschaftler sind sich weitgehend darüber einig, dass die Verbesserung der Kraftausdauer neben dem Muskelaufbau aus gesundheitlicher Sicht die größte Bedeutung spielt. Während man im Basistraining I und II und im Kraftausdauertraining der Aufbauphase bereits ein sehr gutes und für viele ausreichendes Leistungsniveau erreicht, kann man, will man sich auf das Kraftausdauertraining spezialisieren, weiterführende Trainingsformen wählen. Nicht zuletzt aus trainingsmethodischen Gründen gliedern wir die Kraftausdauer in submaximale Kraftausdauer und Ausdauerkraft.

Submaximales Kraftausdauertraining

Innerhalb des submaximalen Kraftausdauertrainings spielt die Maximalkraft eine besondere Rolle. Hat man ein hohes Maximalkraftniveau, ist nämlich die Zahl der Wiederholungen schlichtweg höher als bei einem niedrigem. Beim submaximalen Kraftausdauertraining ist die laktazide Energiebereitstellung (anaerobe Energiegewinnung) ein leistungsbestimmender Faktor, da aufgrund des Muskelinnendrucks der Blutfluss und infolgedessen die Sauerstoffzufuhr, welche für die aerobe Energiegewinnung Voraussetzung ist, gebremst oder teilweise völlig unterbrochen wird. Eine geeignete Art diese Ausdauer zu verbessern, stellt die Wiederholungsmethode mit Belastungsintervallen dar, welche die Muskulatur stark erschöpfen.

Die Intensität liegt bei 50 bis 60 % der Maximalkraftleistung. Die Belastungsdauer liegt bei etwa 1 bis 2 Minuten. Wie viele Wiederholungen Sie in dieser Zeit schaffen, liegt zum einen an Ihrer persönlichen bzw. muskelspezifischen Maximalkraft und zum anderen an der Qualität des muskeleigenen Energiespeichers. Die Ausführungsgeschwindigkeit ist zügig bis schnell. Machen Sie pro Übung 3 bis 5 Sätze und dazwischen eine Pause von 3 bis 10 Minuten, damit sich die Energiespeicher wieder füllen können. Die gesamte Anzahl der Übungen richtet sich nach Ihren speziellen Bedürfnissen und kann auch auf eine spezifische Sportart hin ausgerichtet sein.

Ziele des submaximalen Kraftausdauertrainings

- Verbesserung der Erholungsfähigkeit nach entsprechenden Belastungen
- Verbesserung des laktaziden Stoffwechsels und Erhöhung des muskeleigenen Energiedepots
- Verbesserung der Herzarbeit

Ausdauerkrafttraining

Ausdauerkraftleistungen laufen bezüglich der Energiebereitstellung vermehrt aerob, also unter Verwendung von Sauerstoff, ab. Die Intensität ist gegenüber dem submaximalen Training niedriger, sodass die Blut- und Sauerstoffversorgung des Muskels weitgehend gewährleistet bleibt. Wir unterscheiden das allgemeine und das spezifische Ausdauerkrafttraining.

Für das *allgemeine* Ausdauerkrafttraining eignet sich am besten ein Zirkel mit 6 bis 8 Übungen für alle großen Muskeln und Muskelgruppen. Die Belastungsdauer pro Satz liegt bei 1 bis 1 $^1/_2$ Minuten, die Bewegungsgeschwindigkeit ist zügig. Die Intensität liegt anfangs bei etwa 30 %, später bei bis zu 40 % der F_{max}. Zwischen den Sätzen können kürzere Pausen eingelegt werden. Da der Trainingsumfang relativ hoch sein sollte, werden 8 bis 10 Zirkeldurchgänge empfohlen.

Das *spezifische* Ausdauerkrafttraining ist auf eine bestimmte Sportart hin ausgerichtet. Hierzu wählt man eine disziplinspezifische Bewegungsform mit entsprechenden Zusatz- bzw. Bremslasten, welche die Intensität erhöhen. Im Allgemeinen ist eine Belastungsdauer von 2 bis 3, je nach Sportart auch bis zu 8 Minuten sinnvoll. Nach einem Belastungszyklus hält man eine Erholungspause von 7 bis 10 Minuten. Wiederholt wird dies bis zu 4-mal.

Ziele des allgemeinen und spezifischen Ausdauerkrafttrainings

- Verbesserung hinsichtlich des aeroben Stoffwechsels
- Verbesserung des Laktatabbaus
- Verbesserte Kapillarisierung
- Verbesserung der Herzarbeit
- Verbesserung der Ausdauerkraft bezüglich einer bestimmten Sportart

Die optimale Trainingseinheit

Die Trainingseinheit stellt den kleinsten Baustein innerhalb eines Trainingsprozesses dar. Ganz gleich wie der Hauptteil des Trainings gestaltet wird, man sollte bezüglich der optimalen Trainingswirkung und der Gesundheitsverträglichkeit zuliebe auf keine der drei Hauptphasen verzichten:

1. Phase: Warm-up (Vorbereitung)
2. Phase: Hauptteil (Übungsprogramm)
3. Phase: Cool-down (Nachbereitung)

Nur wer alle drei Phasen immer gleichberechtigt behandelt, wird langfristig erfolgreich trainieren. Neben diesen drei Phasen, könnte man die regenerative Phase als vierte Phase benennen. Sie dient der wichtigen körperlichen und auch geistigen Erholung und dem Auffüllen verbrauchter Energiespeicher.

4. Phase: Regenerative Maßnahmen

Sie gehört natürlich nicht direkt zu einer geschlossenen Trainingseinheit, dennoch vervollständigt sie den Trainingsprozess, insbesondere das »Prinzip der optimalen Relation von Belastung und Erholung« und findet im Rahmen dieses Buches ihren Platz. Effektives Training hängt schließlich nicht nur vom eifrigen Gewichtestemmen ab, sondern genauso von den Erholungsmaßnahmen.

Warm up

Die Aufwärmphase ist der Teil, der unmittelbar vor dem Hauptteil einer Trainingseinheit

PRAXISTIPP

Dem Vordehnen (Pre-Stretch) werden keine sportwissenschaftlich fundierten Vorteile zugesprochen. Manche Athleten fühlen sich dadurch aber einfach besser vorbereitet. Probieren Sie es selbst aus! Dehnen Sie jedoch nicht zu intensiv und halten Sie jede Dehnposition nur etwa 10 bis 15 Sekunden.

steht, teilweise in den Hauptteil einfließt und gleichzeitig derjenige ist, der am häufigsten nicht ausreichend durchgeführt wird. Der Körper kann nicht von null auf 100 die benötigte Leistung erbringen. Der Aufwärmteil bereitet uns auf die anstehenden höheren Belastungen sinnvoll vor. In der Hauptsache werden dem Warm-up die folgenden Wirkungen zugeschrieben:

- Verbesserung der physischen und psychischen Leistungsbereitschaft,
- Verbesserung der Bewegungskoordination,
- Verringerung des Verletzungsrisikos.

Optimal scheint eine Einteilung in

- Allgemeines Warm-up und
- Spezifisches Warm-up.

Allgemeines Warm-up

Das allgemeine Aufwärmen ist durch eine gering- bis mittelintensive Ausdauerleistung auf einem Ausdauergerät gekennzeichnet. Dauer etwa 10 Minuten.

Ziele des allgemeinen Warm-up

➤ Erhöhung der Körperkerntemperatur als Voraussetzung für eine verbesserte Grunddurchblutung der Organe und einer Verbesserung der nervalen Leitgeschwindigkeit als Voraussetzung schneller Muskelkontraktionen

➤ Verbesserung der Koordination

➤ Erhöhung der Konzentration durch die psychische Einstimmung auf das Training

WICHTIG

Die häufige Annahme, der Körper sei im Sommer bzw. bei höheren Außentemperaturen automatisch ausreichend aufgewärmt, ist nicht richtig! Auch passive Aufwärmmaßnahmen, wie z. B. Wärmesalben, Massagen, heiße Duschen oder Sauna können das aktive Warm-up mit seinen spezifischen Wirkungen in keiner Weise ersetzen.

Spezifisches Warm-up

Das spezifische bzw. spezielle Warm-up, steht im Anschluss an das allgemeine Aufwärmen. Die »innere Betriebstemperatur« ist zwar schon erhöht, jedoch sind die Muskelgruppen und Gelenkstrukturen, die im anschließenden Haupttcil belastet werden, nur unzureichend

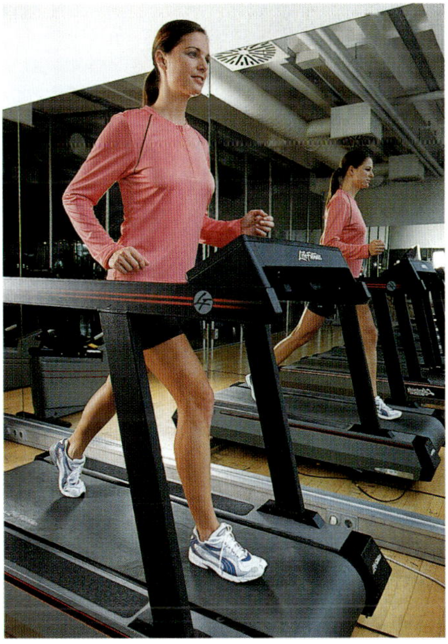

Walking auf dem Laufband – ideal für das allgemeine Aufwärmen.

Ziele des spezifischen Warm-up

- Aufwärmen der Zielmuskulatur und der Gelenkstrukturen
- Zielgenaue Vorbereitung des Körpers auf den/die tatsächlichen Belastungssätze
- Psychische und physische Vorbereitung auf den übungsspezifischen Bewegungsablauf

vorbereitet. Spezifisches Aufwärmen wird immer dann besonders wichtig, wenn Geübte oder Fortgeschrittene mit schwereren Gewichten ab etwa 60 % F_{max} oder höher trainieren. Mit den speziellen Aufwärmübungen stellt man stets einen Bezug zur jeweiligen Zielübung her, indem man die Gelenke vorab sorgfältig mobilisiert und die Muskeln behutsam vordehnt. Im Anschluss daran absolviert man 1 bis 2 so genannte »Aufwärmsätze« der jeweiligen tatsächlichen Übung mit deutlich geringerem als dem Trainingsgewicht und vielen Wiederholungen. Diese Aufwärmsätze ziehen sich durch den ganzen Hauptteil, da sie stets vor den Belastungssätzen durchgeführt werden.

Der Hauptteil

Der wesentliche Teil einer Trainingseinheit ist immer das Training, welches den Zielen bzw. Bedürfnissen des Trainierenden entspricht. In unserem Fall sind es die Krafttrainingsübungen. Entsprechende Übungsvorschläge finden Sie im Kapitel »Übungskatalog« ab Seite 74. Suchen Sie sich anhand dieses Kataloges Ihre persönlichen Übungen heraus, vervollständigen Sie sie mit weiteren, die Ihnen bekannt sind oder fragen Sie Ihren Trainer nach den vielen Variationen und Abwandlungen. Da die Auswahl der in Frage kommenden Übungen fast grenzenlos ist, können wir im Rahmen dieser Lektüre nur eine Grundauswahl anbieten, die für die ersten Monate jedoch ausreichen sollte. Der Hauptteil wird nach ganz bestimmten Organisationsformen und Methoden absolviert, welche im Vorfeld bereits ausführlich abgehandelt wurden.

Einsteigern wird als erste Starthilfe ein Trainingsplan auf Seite 122 vorgestellt. Zusätzlich sollen an dieser Stelle die 10 wichtigsten Grundsätze für alle Einsteiger, die sich einen eigenen Plan erstellen wollen, aufgelistet werden.

1. Der beste Start ins Krafttraining ist ein fachmännisch durchgeführter Body- bzw. Eignungs-Check mit Muskelfunktionstests, Körperfettmessung, Analyse der Körperhaltung, u. Ä.
2. Einsteigertraining ist stets Ganzkörpertraining. Erst im fortgeschrittenen Stadium werden spezielle Trainingsformen und weiterführende Methoden durchgeführt.
3. Trainieren Sie Ihren Körper mit 6 bis 8 Grundübungen für die großen Muskeln. Innerhalb der Grundübungen werden bereits etliche kleinere Muskeln automatisch mittrainiert. Erst im Laufe der Zeit sollen zielgerichtet individuell ausgesuchte Isolationsübungen einfließen.
4. Pro Übung werden 1 bis maximal 3 Sätze durchgeführt (Ein-, Mehrsatztraining). Das Gewicht bleibt bei allen Sätzen gleich. Im Laufe der Anpassung des Körpers kann man das Gewicht langsam von Satz zu Satz erhöhen und in das Pyramidentraining einsteigen.

5. Die Satzpausen beim Einsatztraining ergeben sich aus dem Geräte- bzw. Übungswechsel. Beim Mehrsatztraining beträgt die Pause etwa 1 bis 2 Minuten. Neigen Sie bitte nicht dazu, das Trainingsprogramm einfach nur »herunterzuspulen«! Halten Sie notwendige Pausen ein bzw. hetzen Sie nicht von Gerät zu Gerät. Seien Sie immer auch mit dem Kopf bei der Sache!
6. Das erste Ziel ist immer die Gewöhnung an die neuartigen Belastungen und die Verbesserung der koordinativen (ausführenden) Fähigkeiten. Mit 15 bis 20 Wiederholungen liegen Sie richtig. Die Ausführungsgeschwindigkeit ist konzentriert langsam. So erlernt man am besten die Techniken der einzelnen Übungen.
7. Trainieren Sie immer zuerst die Rumpfmuskeln (Bauch, Rücken, Nacken, Brust, Schultergürtel) und anschließend die Gliedmaßen (Arme und Beine).
8. Trainieren Sie immer zuerst die großen Muskeln und dann die kleineren.
9. Trainingseinsteiger erhöhen die Belastung immer zuerst über die Wiederholungen. Dann folgen mehr Sätze. Erst später findet eine Intensitätserhöhung über das Gewicht statt.
10. Trainieren Sie mindestens 2-, höchstens 3-mal pro Woche. Halten Sie mindestens einen Tag Pause zwischen den Trainingseinheiten. Achten Sie darauf, dass Sie stets genügend »Biss« für Ihr Training haben. Wenn die Motivation aufgrund Überlastung oder Trainingsstress sinkt, ist das schon der Anfang vom Ende Ihrer Trainingskarriere. Am besten hören Sie dann auf, wenn es am meisten Spaß macht. So freut man sich schon auf das nächste Mal.

Cool-down

Nach dem Krafttraining im Hauptteil folgt das aktive Cool-down. Es unterstützt den Körper bei seiner Erholung und leitet entsprechend die Regenerationsphase ein. Es nimmt einen ebenso großen Stellenwert ein wie das Warm-up und sollte niemals vernachlässigt werden. Letztendlich ist das Cool-down für eine optimale Leistungsanpassung und -steigerung unentbehrlich. Es wird in der Regel aus zwei verschiedenen Phasen gebildet:

1. Phase: Auslaufen
2. Phase: Stretching

Auslaufen

Die erste Phase ist durch lockeres Ausdauertraining gekennzeichnet in einer Intensität, die dem allgemeinen Aufwärmen (siehe Seite 65) gleichkommt. Der Begriff »Auslaufen« ist hier der gebräuchlichste. Es sollte etwa 5 bis 10 Minuten in Anspruch nehmen.

Ziele des Auslaufens

- Einleitung der Regenerationsphase
- Erneute sanfte Anregung des Herz-Kreislauf-Systems und Unterstützung des Abtransportes von Energieabfallprodukten
- Vorbereitung auf das anschließende Dehnen der Muskulatur

Stretching

Das Dehnen der Muskulatur, welche im Hauptteil vorwiegend beansprucht wurde, ist ein weiterer Schritt in Richtung Erholung. Sie finden eine Auswahl jeweils im Anschluss an die Kräftigungsübungen im Kapitel »Übungskatalog«. Führen Sie die Übungen stets langsam, konzentriert und in Verbindung mit einer gleichmäßigen ruhigen Atmung durch.

Ziele des Stretchings

- Der Muskeltonus wird gesenkt, Kontraktionsrückstände beseitigt
- Gelenk- und Muskelbeweglichkeit werden verbessert
- Allgemeine körperliche und geistige Entspannung

WICHTIG

Zum Thema Stretching lesen Sie bitte auch den Abschnitt »Krafttraining und Stretching« auf Seite 20.

Regenerative Maßnahmen

Regenerative Maßnahmen wirken der Erschöpfung, die mehr oder weniger durch jedes Training entsteht, entgegen, dienen der Erholung und leiten die Vergrößerung der Energiespeicher ein. Sie legen den Grundstein für eine verbesserte Trainingsleistung und eine allgemein höhere Belastungstoleranz im Alltag. Nur in dieser Phase vollzieht sich die Anpassung an das vorangegangene Krafttraining. Das bedeutet, dass das Training erst dann effektiv ist bzw. Wirkung zeigt, wenn es einerseits intensiv genug war und andererseits die Erholung in Folge darauf abgestimmt wird. Die Regeneration ist demnach der Schlüssel zur Leistungssteigerung!

Etliche aktive und passive Maßnahmen stehen uns zur Verfügung, mit denen wir unseren Körper wieder »auftanken« können. Wie weit jeder Einzelne diese in seiner trainingsfreien Zeit durchführen kann, ist sehr unterschiedlich und muss natürlich auf die persönlichen Bedürfnisse und Gegebenheiten abgestimmt werden. Zu den regenerativen Maßnahmen zählen unter anderem:

- **Sauna:** frühestens 20 Minuten nach Beendigung eines intensiven Krafttrainings.
- **Massage:** wirkt entspannend auf Körper und Organismus; verzichten Sie auf Massagen unmittelbar nach einer intensiven Trainingseinheit; sehr gut an »muskelkaterfreien« Tagen durchzuführen.
- **Stretching:** macht die Muskeln geschmeidig und erhält die Gelenkbeweglichkeit; kein Dehntraining unmittelbar nach intensiven Trainingseinheiten; dann am besten an trainingsfreien Tagen durchführen.
- **Sanfte Trainingsformen:** Tai Chi, Qi Gong, Entspannungstraining oder Yoga machen den Geist frei und geben neue Motivation.
- **REKOM-Training:** Leichtes Ausdauertraining, Schwimmen oder Wandern fördern trotz körperlicher Aktivität die Erholung.
- **Leichtere Trainingsphasen:** Nach intensiven Trainingsphasen zur Verbesserung der Maximalkraft sollten weniger intensivere folgen.

Das Trainingsjournal

Das Trainingsjournal (Trainingsplan) stellt mit die wichtigste Grundlage eines jeden Trainingsprozesses dar. Durch ihn bzw. mit ihm werden sämtliche quantitativen Ausprägungen eines Trainings dokumentiert, das Training wird quasi »sichtbar« gemacht. Der Trainingsplan bezieht sich stets auf eine einzige Trainingseinheit. Anhand der Pläne können jederzeit Erfolge nachvollzogen, Misserfolge erforscht und deren Ursachen gefunden werden. Sie sind insbesondere dann unentbehrlich, wenn man einmal einen Trainer zu Rate ziehen will. Nur mit Hilfe der von Ihnen regelmäßig geführten Trainingspläne kann er Ihnen kompetent weiterhelfen. Je nach persönlicher »Dokumentationsbereitschaft« kann ein Journal unterschiedliche Daten enthalten. Die Minimalversion sollte auf jeden Fall das Trainingsdatum, die Übungen, die Satzzahl und die Satzpausen enthalten. Sehr nützlich sind die angewandten Trainingsmethoden und die Trainingsorganisation, nach welcher man sein Training aufbaut. Weitere Angaben richten sich auch nach den Trainingszielen, wie z. B. das aktuelle Körpergewicht, Körperfettanteil, Umfangmessergebnisse oder körperliche Befindlichkeit. Wer richtig in die Tiefe gehen will, notiert auch sein Ernährungsverhalten. Jeder sollte für sich eine kategorische, systematische und vor allem sinnvolle Erfassung der Trainingsdaten finden.

Die Trainingsperiodisierung

Kein Athlet kann während seiner gesamten sportlichen Laufbahn auf höchstem Niveau trainieren. Biologisch gesehen ist deshalb ein regelmäßiger Wechsel bezüglich der Belastungsintensitäten und Trainingsformen notwendig. Da jeder Organismus individuell auf Training reagiert, kann kein für jeden gültiger Vorschlag zur Periodisierung gegeben werden. Die jeweils unterschiedlichen Trainingsziele würden außerdem zu weiteren Diskrepanzen führen. Im Allgemeinen geht es darum, dass auf intensive Trainingsphasen stets weniger belastende folgen sollen. Hierzu stehen uns einerseits die unterschiedlichen Trainingsarten Hypertrophietraining, IK-Training und das Kraftausdauertraining zur Verfügung. Innerhalb dieser Arten kann man Organisationsformen und Trainingsmethoden variieren. Diesbezüglich haben etliche Studien deutlich gezeigt, dass nach etwa acht Wochen gleichartigen Trainings eine weitgehende Leistungsstagnation eintritt, das Training also fast keine Leistungsverbesserung nach sich zieht. Ist dies der Fall, ist es höchste Zeit das Training anzupassen. Das Belastungsgefüge muss also derart verändert werden, dass der Körper neue Reize erfährt und so einen neuen Grund hat, wieder auf das Training zu reagieren.

WICHTIG

Im Sinne eines optimalen Trainingserfolges ist es weder sinnvoll, die Trainingsmethoden und Belastungskomponenten ständig – von Trainingseinheit zu Trainingseinheit – zu ändern, noch mit deren Variation zu lange (monate- oder gar jahrelang) zu warten. Es gilt die Anpassungserscheinungen bzw. die Reaktionen des Körpers zu beobachten, sensibel für dessen Veränderungen zu sein und auch regelmäßig z. B. Maximalkrafttests zu absolvieren, vor allem dann, wenn das Ziel »Leistungssteigerung« im Vordergrund steht.

Trainingsmittel

Im Krafttraining versteht man unter Trainingsmittel sämtliche Hilfen bzw. jegliches Equipment, welches uns dazu dient, einen bestimmten Widerstand zu erzeugen. Sie unterstützen den Ablauf des Trainingsprozesses und werden je nach Zielstellung, Trainingserfahrung, Leistungsniveau und/oder persönlichen Vorlieben eingesetzt.

Der eigene Körper

Man muss kein Übergewicht haben, um festzustellen, dass der eigene Körper einen ziemlich großen Widerstand liefern kann. Denken Sie nur an Klimmzüge, bei denen bis zu 100 % des Körpergewichts bewältigt werden muss. Auch bei den klassischen Liegestützen sind es etwa 60 %. Weitere Beispiele sind Crunches für den Bauch (Seite 106 f) oder Dips für den Trizeps (Seite 94).

Gewichtsschuhe und -westen, Hand- und Fußgelenkmanschetten

Gewichtsschuhe, wie man sie eventuell noch aus früheren Trainingstagen kennt, sind kaum mehr zu bekommen. Sie sind weitgehend durch Fußgelenkmanschetten ersetzt worden. Aufgrund des relativ geringen Gewichtes und der daraus resultierenden niedrigen Reizintensität für den Muskel sind sie – genau wie die Handgelenkmanschetten – hauptsächlich für den Kraftausdauerbereich geeignet. Wenig verbreitet sind Gewichtswesten. Sie dienen dem Erhöhen des Gesamtkörpergewichts und werden vorwiegend zur Verbesserung sportartspezifischer Kraftausdauer verwendet. Wem sie zur Verfügung stehen, der kann sie zur Erhöhung des Trainingswiderstandes z. B. bei Klimmzügen verwenden. Verbreiteter sind Hüftgürtel, an die man eine Hantelscheibe hängt.

Allerlei Kleingeräte

Kleingeräte, wie z. B. Tubes bzw. Gummizüge und Gymnastikhanteln sollte man nicht unterschätzen. Man fasst sie nur unter dem Begriff Kleingeräte zusammen, weil sie klein und handlich sind. Dieser »Kleinkram« kann es ganz schön in sich haben, man muss nur wissen, wie man die Geräte effektiv einsetzt.

Bei richtiger Verwendung liefern Kleingeräte intensive Trainingswiderstände.

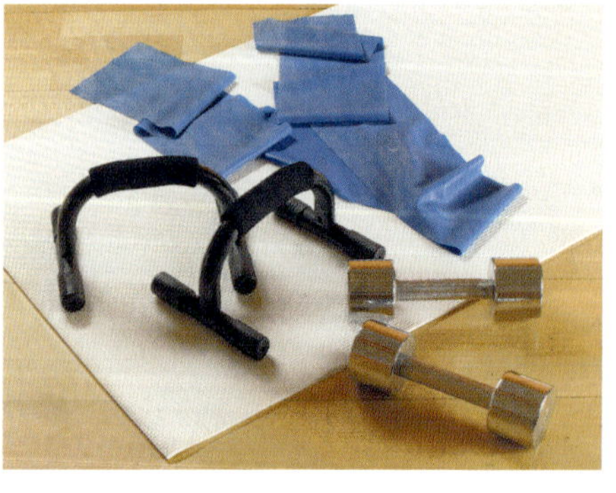

Wichtige Hinweise

- Vergewissern Sie sich stets, dass Tubes bzw. Gummizüge keine Risse oder Löcher aufweisen. Verwenden Sie keine defekten Geräte!
- Tragen Sie keine scharfkantigen Ringe oder Schuhe mit scharfkantigen Sohlen. Beide Faktoren begünstigen Einrisse an den Tubes und erhöhen das Verletzungsrisiko.
- Während der Übungsausführung soll ein Gummiband stets unter Spannung stehen und – vor allem beim Zurückführen in die Ausgangsposition – nicht durchhängen, sodass auch der zu trainierende Muskel immer Spannung hat.
- Egal wo Sie ein Gummiband befestigen (unter den Füßen, an einem Haken oder einer Stange), achten Sie stets darauf, dass es sicher fixiert ist und nirgends hervorschnellen kann.

Kurz- und Langhanteln

Wer kennt sie nicht – Hanteln, das gute »alte Eisen«. Das Training mit Ihnen ist wieder »in«. Vor kurzem noch als banales Bodybuilder-Equipment verschrien, erleben die freien Gewichte, wie sie von Insidern oft genannt werden, eine neue Renaissance. Dies hat natürlich seinen Grund. Die Vielfalt an Kurz- und Langhantelübungen macht im Vergleich zu den maschinengestützten Übungen ein besonders koordinationsbetontes Krafttraining möglich, weshalb sie auch wieder in gesundheitsorientierten Fitness-Clubs und Rehazentren Einzug gehalten haben. Viele unserer Alltagsbewegungen und sportartspezifische Bewegungsabläufe lassen sich mit den freien Gewichten bestens imitieren. Mit einem Set Kurzhanteln, einer Langhantelstange und kompatiblen Gewichtsscheiben kann man zudem beim Krafttraining zu Hause den ganzen Körper ausreichend belasten. Einige Übungen finden Sie im Übungskatalog ab Seite 74.

Hanteln gibt es in verschiedenen Ausführungen.

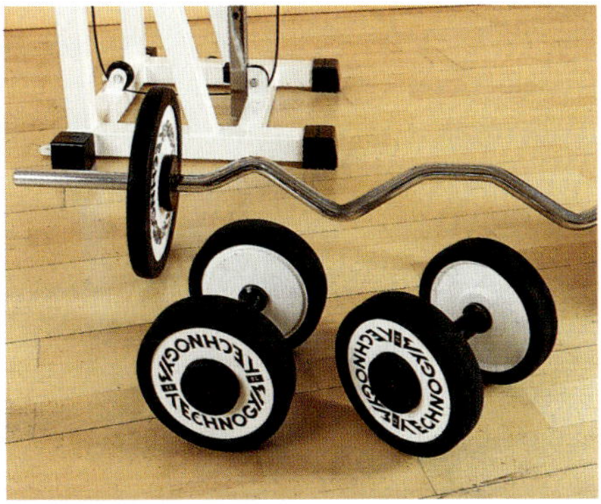

Wichtige Hinweise

- Beim Training mit Hanteln müssen Sie sich stets vergewissern, dass alle Klemm- bzw. Schraubverschlüsse funktionstüchtig sind und fest sitzen.
- Ordnen Sie die Scheiben immer von innen (groß, schwer) nach außen (klein, leicht).
- Bestücken Sie beide Hantelenden stets mit den gleichen Gewichten.
- Üben Sie unbekannte Bewegungsabläufe zuerst nur mit den Hantelstangen. Wenn Sie die Technik beherrschen, können Sie die Stangen mit entsprechenden Gewichten bestücken.
- Achten Sie bei ausladenden Bewegungen darauf, dass niemand in Ihrem Bewegungssektor steht, der Sie behindert oder den Sie mit Ihren Hanteln verletzen könnten!

Krafttrainingsmaschinen

Wer früher schon einmal in einem Studio trainiert hat, kann feststellen, dass sich bei den großen, für Einsteiger oft Angst einflößenden Trainingsmaschinen bezüglich der Weiterentwicklung am meisten getan hat. Obwohl man schon in den 1980er Jahren, als die Fitnesswelle von Amerika nach Europa überschwappte, viel über Hebel, Kräfteverhältnisse und physiologische Bewegungskurven wusste, sind die neuen Geräte kaum wieder zu erkennen. Konstruktion, Design und Verarbeitungsqualität sind auf dem neuesten Stand. Über technische Neu- und Weiterentwicklungen wird auf jeder großen Fitnessmesse berichtet. Es tut sich was.

So eine große Maschine ist meist nur für eine einzige Übung konzipiert. Selten sind Bewegungs- bzw. Übungsvariationen möglich. Trotzdem sind sie sehr effektiv, da sie insbesondere Trainingseinsteigern eine gute Möglichkeiten bieten, sich an das Krafttraining insgesamt zu gewöhnen. Wer das erste Mal einen Fitness-Club betritt und diese Geräte betrachtet, fühlt sich nicht selten vor eine unlösbare Aufgabe gestellt. Doch keine Angst – die anwesenden Trainer sind gut geschult und geben verständliche Einweisungen. Auch im Übungskatalog werden einige Maschinen vorgestellt. Aufgrund der Tatsache, dass mit ihnen meist nur eine Bewegung möglich ist, sind sie zwar relativ leicht zu bedienen, dennoch haben sie auf Dauer einen wesentlichen Nachteil: Die wichtigen koordinativen Fähigkeiten, wie z. B. Gleichgewicht und intermuskuläre Koordination, werden nicht oder nur sehr wenig geschult. Hier liegen die freien Gewichte und zum Teil auch die Seilzugmaschinen einen deutlichen Punkt vorn.

Wichtige Hinweise

- Stellen Sie das Gerät immer auf Ihre persönlichen Körpermaße ein. Achten Sie darauf, dass sich bewegende Gelenke Ihres Körpers mit den bewegenden Gelenken der Maschinen in einer Höhe bzw. Ebene befinden.
- Kraftmaschinen werden für eine bestimmte Durchschnittsgröße entwickelt. Personen, welche aufgrund ihrer Körpermaße außerhalb dieser individuellen Herstellernorm liegen, kann es passieren, dass das Gerät für sie nicht optimal einstellbar ist. In diesem Fall wählt man am besten eine geeignete Ersatzübung mit freien Gewichten oder an Seilzügen.
- Sie sollten die individuellen Einstellungen auf Ihre Körpermaße niemals aus Bequemlichkeit vernachlässigen. Erst eine optimale Ausrichtung macht Krafttraining, ob mit viel oder weniger Gewicht, an Maschinen physiologisch sinnvoll.
- Achten Sie stets darauf, dass alle zu verstellenden Maschinenteile fest sind, also vorhandene Schraubverschlüsse genügend zugedreht sind und Rastereinstellungen richtig einschnappen.
- Lassen Sie während eines Übungssatzes die Gewichtsscheiben nicht aufliegen oder -schlagen, sie sollten sich immer in der Luft befinden, damit auch der Muskel stets unter Spannung steht.

Seilzugmaschinen

Seilzugmaschinen kann man als gelungene Mischung aus freien Gewichten (hohe Bewegungsfreiheit) und den Maschinen (geringe Bewegungsfreiheit) bezeichnen. Je nach Verstellmöglichkeit bieten sie ein sehr abwechslungsreiches Krafttraining. Sie bestehen gewöhnlich aus einer Stahlkonstruktion, an der die Führungsschienen für die Gewichtsplatten und die Umlenkrollen für die Seile befestigt sind. Sind die Umlenk- bzw. Führungsrollen in der Höhe variabel, ist die Übungsvielfalt wesentlich größer als bei Modellen mit feststehenden Rollen. Verschiedene Griffe erhöhen die Möglichkeiten nochmals. Kommt das Seil von unten, sagt man tiefer Block oder tiefe Rolle, kommt es von oben, bezeichnet man dies als hohen Block oder hohe (obere) Rolle. Beim Training mit Seilzügen kann man stehen, sitzen oder knien. Der Körper wird, wie auch beim Hanteltraining, nicht durch Sitzflächen, Polster oder Bügel in die richtige Position gebracht, sondern ist für seine Stabilität selbst verantwortlich. Eine korrekte und saubere Technik ist deshalb von hoher Wichtigkeit.

Wichtige Hinweise

- Halten Sie beim Trainieren mit Seilzugmaschinen stets genügend Körperspannung.
- Achten Sie vor Beginn Ihres Trainingssatzes darauf, dass die Seile in Ihren Führungen liegen.
- Auch wenn Sie vor Beginn Ihres Trainingssatzes keine persönlichen Geräteeinstellungen vorgenommen haben, achten Sie darauf, dass verstellbare Führungsrollen fest sitzen. Dies betrifft auch die Griffe, welche am Ende des Seils an Karabinern hängen.
- Meiden Sie dringend Geräte mit rissigen bzw. porösen Führungsseilen. Die Verletzungsgefahr ist enorm!

Trainingsbänke und Co.

Trainingsbänke gibt es in etlichen Variationen. Einfache flache bzw. verstellbare (Lehne und/oder Sitzfläche) Bänke unterstützen unser Training, indem wir auf ihnen sitzen, uns anlehnen oder uns darauf abstützen können. Sie sind vor allem im Hanteltraining vielseitig einsetzbar. Neben den klassischen Trainingsbänken stellt uns der Fitness- und Krafttrainingsmarkt noch spezielle Bauch- oder Rückentrainingsbänke zur Verfügung. Diese sind allerdings meist wieder nur für eine Übung konzipiert.
Zum »Co«-Equipment kann man beispielsweise Reckstangen (für Klimmzüge), Abroller (für das Bauchtraining) und andere Spielereien zählen. Auch der große Fitball kann viele Übungen, die man normalerweise sitzend auf der flachen Trainingsbank durchführt, koordinativ erheblich anspruchvoller machen.

Der Fitball ist ein Übungsgerät für Fortgeschrittene.

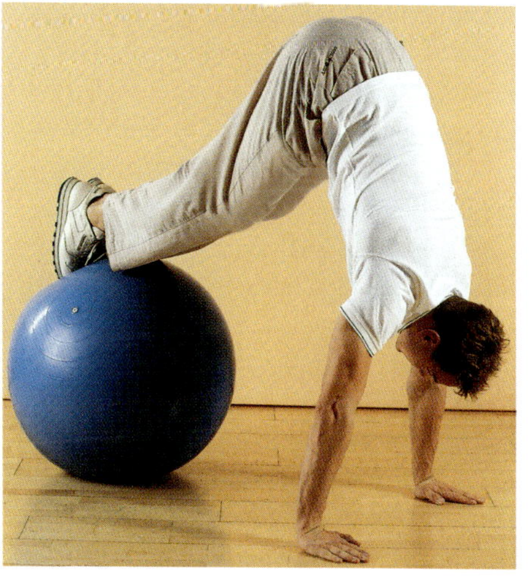

Übungskatalog – die effektivsten Übungen

Vorbemerkung

Die folgenden Übungen sind nach Hauptmuskelgruppen geordnet, was den Zugriff und die persönliche Auswahl wesentlich erleichtert. Zu Beginn eines jeden Abschnittes ist für den jeweiligen Muskelbereich eine anschauliche Anatomiegrafik abgebildet. Diese dient der Vertiefung Ihrer Kenntnisse über den Körper und soll das Kapitel »Sportbiologische Grundlagen« sinnvoll ergänzen. Sehen Sie sich die Grafiken in Ruhe an. Pro Seite werden dann zwei Kraftübungen vorgestellt. Nach dem jeweiligen Übungsnamen sind in einem Kasten die jeweils hauptsächlich beteiligten Muskeln angegeben. Die genannten Muskeln können Sie auch auf den Seiten 124 und 125 nachschlagen.

Wenn Sie sich den Übungskatalog durchsehen, kann es natürlich vorkommen, dass Ihnen die ein oder andere Übung bereits bekannt ist, oder es fehlen Ihnen vielleicht Übungen, die Sie von früher kennen. Es sei erwähnt, dass es selbstverständlich viele hundert Übungen mehr gibt, als hier vorgestellt werden können. Auch die verwendeten Maschinen unterscheiden sich je nach Hersteller. Sehen Sie diesen Übungskatalog als Ideengeber.

Natürlich können Sie weitere Übungen, ob mit oder ohne Gerät, in Ihr Programm integrieren. Beachten Sie bitte die im vorherigen Kapitel »Trainingsmittel« aufgeführten spezifischen Hinweise.

Am Ende eines Abschnittes sind die für den Muskelbereich passenden wichtigsten Dehnübungen dargestellt und kurz beschrieben. Wie im Vorfeld bereits besprochen, führen Sie ein Stretchingprogramm am besten individuell durch.

Richtige Technik – erfolgreiches Training

Unabhängig von der Eignung der einzelnen Übungen für den Einsteiger, Geübten, Rückenpatienten oder ältere Personen, gibt es in der Krafttrainingspraxis einige Regeln, die das Training mit den Gewichten einerseits sicherer und gesünder, zum anderen aber auch effektiver werden lassen. Beginnen wir mit den unterschiedlichen Körperhaltungen.

Grund- und Schrittstellung

In der Grundstellung sind die Füße hüft- bis schulterbreit geöffnet und die Knie nicht »bis zum Anschlag« durchgestreckt. Egal ob der Oberkörper aufrecht oder nach vorne geneigt wird – der Rücken sollte stets gerade sein (physiologische Doppel-S-Krümmung beibehalten)! In der Schrittstellung wird die Beinposition verändert. Der Schritt kann hierbei je nach Übung bzw. Anforderung an die Stabilität größer oder kleiner ausfallen. Der vordere Fuß steht immer fest und vollflächig am

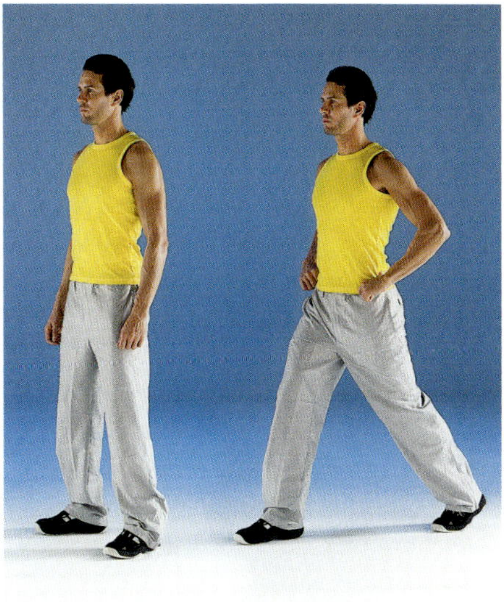

Die Grund- und Schrittstellung mit aufgerichtetem Oberkörper und geradem Rücken.

Boden. Beim hinteren kann die Ferse angehoben sein. Die Grund- und Schrittstellung findet man häufig beim Training mit freien Gewichten und an Seilzügen. Körperstabilität ist immer Pflicht!

Rechts: Dem Rücken zuliebe soll bei liegend ausgeführten Übungen kein Hohlkreuz entstehen.

Unten: Bei allen sitzenden Übungen bleibt die natürliche Krümmung der Wirbelsäule erhalten.

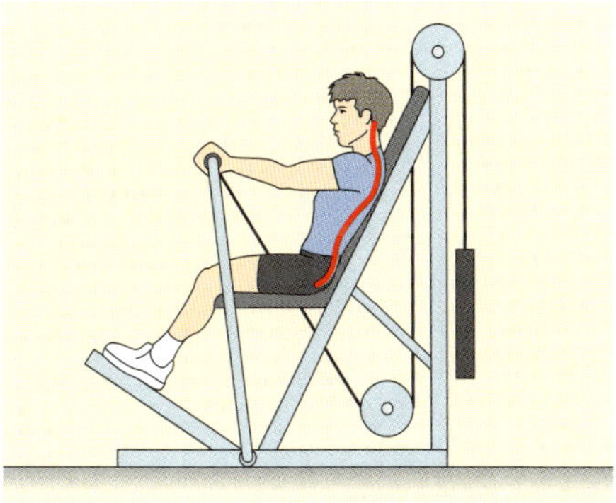

Sitzen und Liegen

Ob Sie in oder auf einem Gerät oder einer Trainingsbank sitzen bzw. liegen ist egal – verwechseln Sie die Sitz- oder Liegeflächen niemals mit Ihrer heimischen Couch im Wohnzimmer. Achten Sie stets auf eine natürliche Position der Wirbelsäule, also keinen Rundrücken, kein Hohlkreuz! Gerade bei Überkopfbewegungen (axiale Belastung von oben) wie sie bei der Übung »Schulter-/Nackendrücken« auf Seite 90 vorkommen, soll die Wirbelsäule ihre physiologische Doppel-S-Krümmung beibehalten.

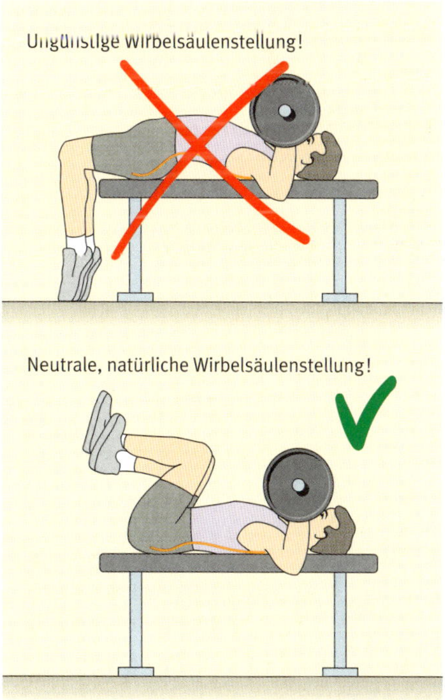

Griffpositionen

Im Verlauf des Übungskataloges werden Sie immer wieder auf Begriffe stoßen, welche die Griffarten benennen. Sie beziehen sich auf die Handposition bzw. auf die Rotation im Ellbogen- oder Schultergelenk.

- Neutralgriff: Bei diesem Griff zeigen die Handinnenflächen zueinander.
- Untergriff: Hier sind die Hände nach außen gedreht (Supination) und die kleinen Finger zeigen zueinander. Die Daumen sind außen. Man nennt diesen Griff auch »Kammgriff«.
- Obergriff: Die Hände sind einwärts gedreht (Pronation). Die Daumen zeigen nach innen bzw. zueinander. Der Griff wird häufig auch als »Ristgriff« bezeichnet.

Bei sämtlichen Griffpositionen ist darauf zu achten, dass die Handgelenke möglichst in einer stabilen und geraden Verlängerung der Unterarme gehalten werden. Am besten Sie stellen sich vor, dass die Handgelenke geradlinig eingegipst sind.

Heben von Gewichten

Das Anheben von Hanteln vom Boden oder das Wechseln der Gewichtsscheiben erfordert eine gute Bewegungstechnik! Ein oder zweimal »schlecht bewegt« ist natürlich kein Beinbruch. Bedenken Sie aber, dass Sie im Laufe Ihrer Krafttrainingskarriere hunderte, wenn nicht sogar tausende Male Hanteln oder Scheiben heben, um sie in Ihre Trainingsposition zu bringen. Eine sinnvolle Technik, die Sie von Beginn an durchführen, schont Rücken und Bandscheiben und schützt Sie vor unnötigen Verletzungen.

- Vermeiden Sie deshalb diese Tätigkeiten mit einem runden Rücken durchzuführen.
- Beim Anheben der Hanteln vom oder Wechseln der Scheiben am Boden bzw. an einem tiefen Ständer, knien Sie sich am besten so hin, dass Sie nahe am Gewicht arbeiten können.
- Beim Anheben der Gewichte aus Scheibenständern oder Hantelablagen, gehen Sie möglichst nahe an das Gewicht heran und halten beim Heben den Rücken gerade. Wenn nötig, beugen Sie dabei die Knie. Dies gilt erst recht, wenn Sie schwere Gewichte vom Boden anheben müssen.
- Schwere Hanteln lassen Sie sich vor einer Übung am besten von einem Trainingspartner angeben und nach Durchführung wieder abnehmen.

Links: Neutralgriff mit Kurzhanteln, Mitte: Untergriff, Rechts: Obergriff; die Griffbezeichnungen können auch beim Training mit Maschinen oder Seilzügen verwendet werden.

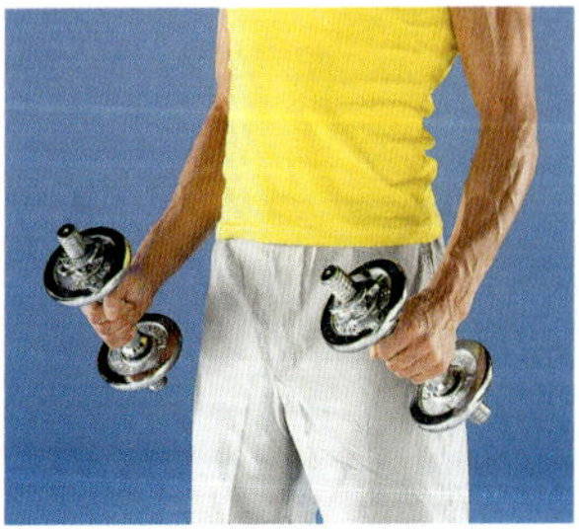

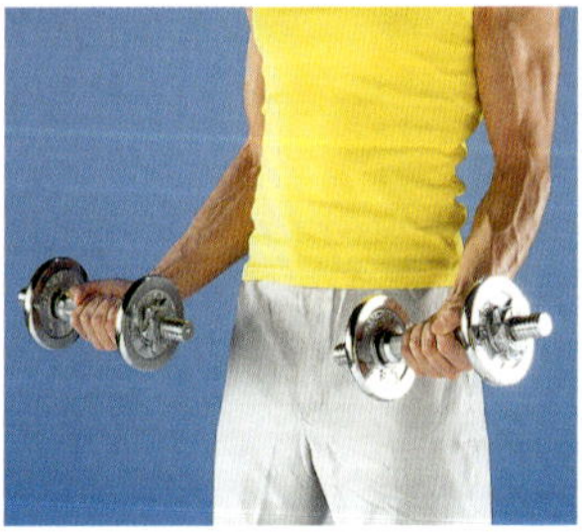

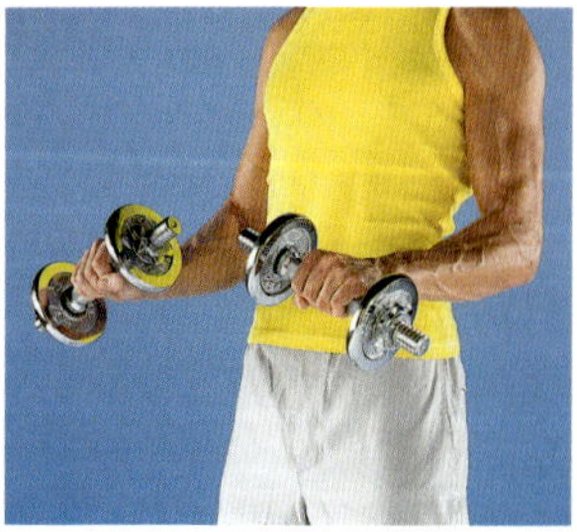

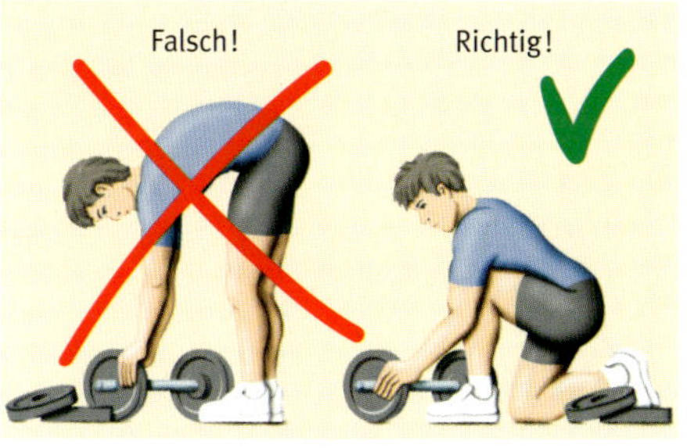

Eine korrekte Bewegungstechnik auch »außerhalb« der Übungen schont Rücken und Bandscheiben.

Kraft aus der Mitte

Eine sinnvolle, wenn auch für viele Kraftsportler unbekannte bzw. ungewohnte Technik zur Erhöhung der Kernstabilität beim Training ist die »Aktivierung der Körpermitte« (nicht zu verwechseln mit der Pressatmung!). Sie kann in der Praxis eine echte Bereicherung sein. Die Aktivierung unserer Körpermitte stabilisiert in erster Linie unser Becken und sorgt infolgedessen für eine korrekte Ausrichtung unserer Wirbelsäule. Besonders gut eignet sich die beschriebene Technik, wenn wir beim Training die klassische Atmung anwenden (beim Überwinden ausatmen, beim Nachlassen einatmen). Gehen Sie folgendermaßen vor:

1. Nehmen Sie die korrekte übungsspezifische Körperhaltung ein bzw. positionieren Sie sich wie gewöhnlich im Gerät. Zur Vorbereitung atmen Sie ein.
2. Anschließend spannen Sie Ihre Beckenbodenmuskeln an, dadurch zieht sich der untere Bauch etwas nach innen. Versuchen Sie diese Muskelspannung etwas auf das Gesäß, den Bauch und den unteren Rücken auszuweiten.
3. Dann atmen Sie aus und bewältigen das Gewicht, vollziehen also die konzentrische Phase der Übung. Beim Nachlassen des Gewichtes die aufgebaute Kernspannung lösen.

Sie sollten bei dieser Technik das Gefühl haben, dass alle Kraft sich zuerst in Ihrer Körpermitte aufbaut und dann sozusagen fließend zum Erfolgsorgan (dem Muskel, der belastet werden soll) wandert. Versuchen Sie diese Technik zuerst bei einfacheren bzw. Ihnen bekannten Übungen.

Darstellung der »Aktivierung der Körpermitte«.

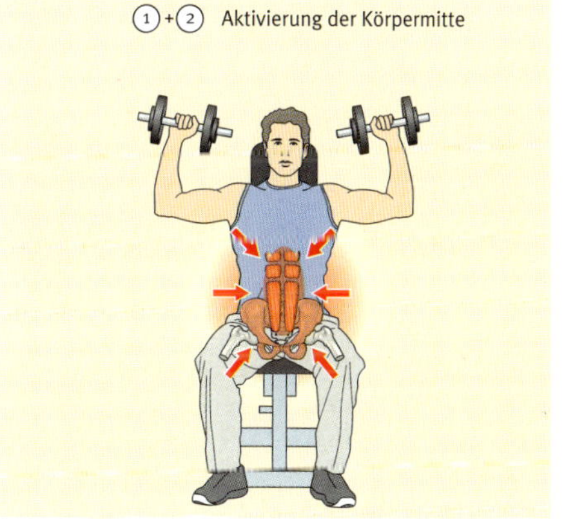

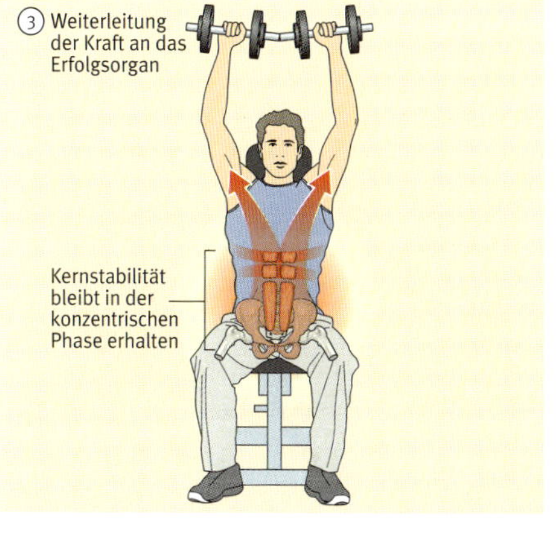

Anatomie Rücken und Nacken

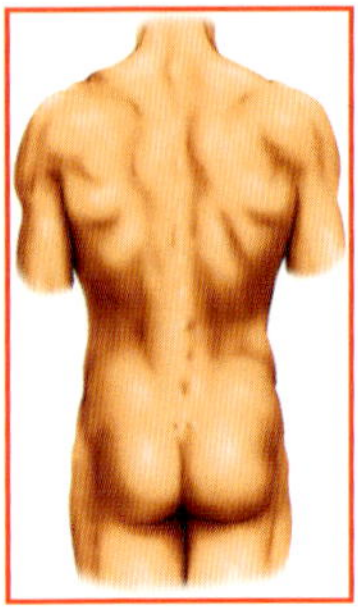

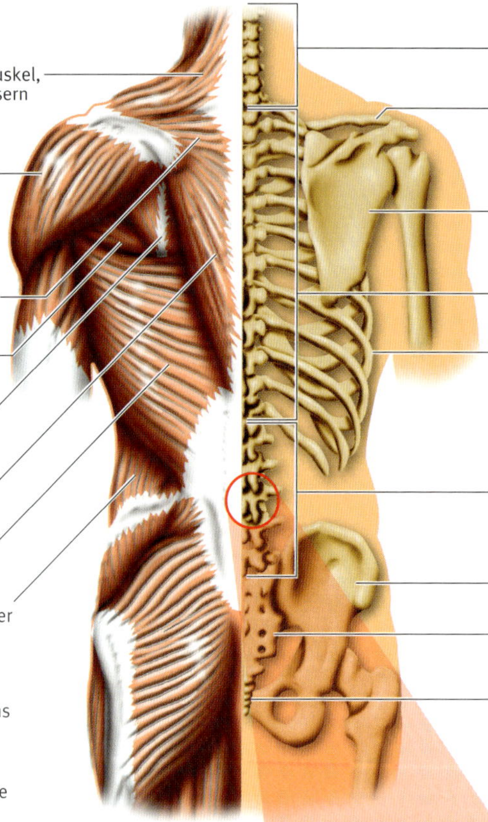

1. Dornfortsatz
2. Seitenplatte des Wirbelbogens
3. Querfortsatz
4. Wirbelloch (hier verläuft das Rückenmark über die gesamte Wirbelsäule)
5. Wirbelkörper
6. Etliche kurze, mittellange und lange Muskeln bilden die Rückenstreckermuskulatur. Sie verspannen die Wirbelsäule, halten sie stabil.

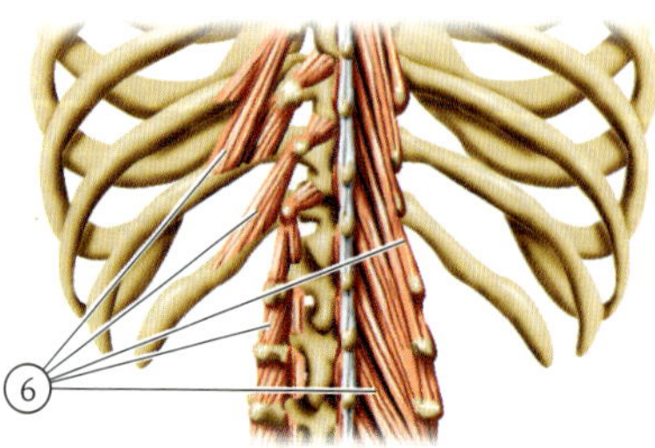

Lendenwirbel
von oben

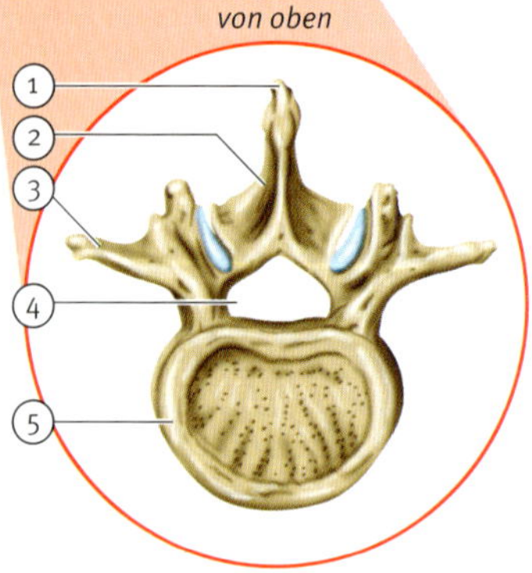

Rücken und Nacken – Anatomie und Übungen

Der Rücken besteht aus etlichen für die Gesundheit, die Haltung und das Training relevanten Segmenten. Gerade den Muskeln kommt im Hinblick auf die Stabilisation und Beweglichkeit beim Sport und im Alltag eine zentrale Bedeutung zu. Der Lieblingsbereich für Kraftsportler ist sicherlich der breite Rückenmuskel. Er ist flächenmäßig der größte Muskel unseres Körpers und derjenige, der das Relief des Rückens am meisten prägt.
Bei gut trainierten Sportlern lässt er einen V-förmigen Rücken entstehen, er sorgt quasi für ein »breites Kreuz«. Speziell für diesen Muskel wurde die so genannte »Latzug-Maschine« entwickelt (siehe Seite 83), die heute in keinem Fitness-Studio mehr fehlt und selbst bei Heimtrainern Platz findet.
Der Trapezmuskel gilt als der Nackenmuskel schlechthin. Da er direkt unter der Haut liegt, kann man ihn ohne Probleme sehr gut erkennen. Aufgrund des unterschiedlichen Verlaufs seiner Muskelfasern und entsprechend differenzierten Funktionen teilt man ihn gerne in einen oberen, mittleren und unteren Anteil ein. Gerade die mittleren und unteren Fasern werden bei allen Arbeiten, bei denen die oberen Gliedmaßen frei hängen (z. B. PC-Arbeit) überbeansprucht, da sie häufig zu schwach ausgebildet sind. Sie müssen also intensiv gekräftigt werden. Der obere Anteil dagegen neigt eher zur Verkürzung und infolgedessen zu Verkrampfungen mit teilweise »beißenden« Nackenschmerzen. Er sollte regelmäßig gedehnt werden.
Tiefer liegende, kleinere Muskeln werden teilweise oder ganz von den beiden vorher genannten verdeckt. Der große und kleine Rautenmuskel beispielsweise (siehe Schaubild Seite 125) neigt ebenfalls zur Abschwächung und sollte mit entsprechenden Übungen gut trainiert werden.
Nicht zu vergessen ist die Tatsache, dass die Bauchmuskeln in Kombination mit einer gut ausgebildeten unteren Rückenmuskulatur maßgeblich an einer guten Haltung beteiligt sind. Die Bauchmuskeln umschlingen den unteren Rumpf komplett wie ein Korsett, sie reichen also bis nach hinten zur Wirbelsäule. Entlang der gesamten Wirbelsäule verlaufen Hunderte von langen, mittellangen und kurzen Muskeln, die tiefen Rückenstreckermuskeln, welche, wenn ausgewogen trainiert, die Wirbelsäule aufrecht und in ihrer physiologischen Doppel-S-Krümmung halten. Man kann sie als Wulst links und rechts neben dem Rückgrad sehen bzw. ertasten. In ihrer Gesamtheit werden sie auch als »autochtone Rückenmuskeln« bezeichnet. Sie arbeiten unentwegt an der korrekten Ausrichtung der Wirbel zueinander. Man sollte dem Rückenstrecker beim Training viel Aufmerksamkeit schenken, da er die Wirbelsäule nicht nur stabilisiert, sondern natürlich auch bewegt und die teilweise überbeanspruchten Wirbel, Wirbelgelenke und Bandscheiben entlastet bzw. sie in ihrer Position hält. Bezüglich der Bandscheibenentlastung ist eine gute Haltung beim Training unabdingbar. Dies gilt besonders beim Freihanteltraining, bei dem wir bei etlichen Übungen unseren Rumpf nicht abstützen, sondern selbst stabilisieren müssen.
Viele weitere Rückenmuskeln können Sie an den beiden Schaubildern (Seite 124 und 125) ausfindig machen.

Schulterheben mit Kurzhanteln

Trainierte Muskeln
- Trapezmuskel obere Fasern
- Schulterblattheber

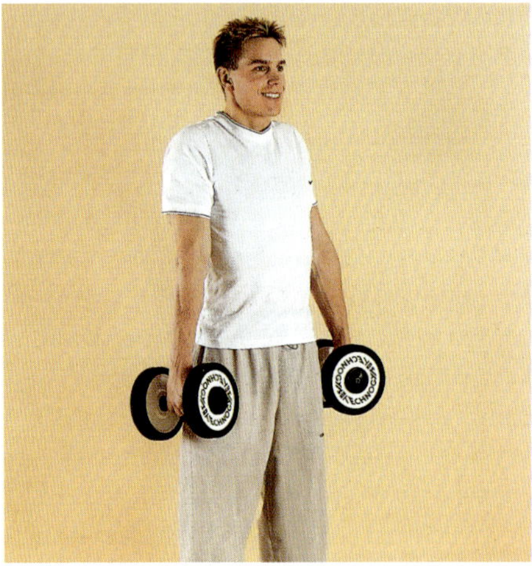

In der Grundposition halten Sie in jeder Hand eine Kurzhantel mit Neutralgriff. Becken stabil, Brustkorb angehoben. Zu Beginn sind die Schultern locker. Mit dem Ausatmen ziehen Sie beide Schultern gleichmäßig und so weit wie möglich nach oben zu den Ohren, als wollten Sie sagen: »Ich weiß es nicht.« Arme gestreckt lassen. Anschließend einatmen, Schultern senken und den Bewegungszyklus von neuem beginnen.
Alternativ können Sie die Bewegung auch beginnen, indem Sie die Hanteln hinter dem Becken halten, in der höchsten Phase die Schultern nach vorn kreisen und die Hanteln vor dem Becken wieder senken. Ebenso ist es denkbar, die Bewegung vor dem Becken zu beginnen und die Schultern rückwärts zu kreisen.

Backfly mit Kurzhanteln

Trainierte Muskeln
- Trapezmuskel mittlere Fasern
- Großer Rautenmuskel

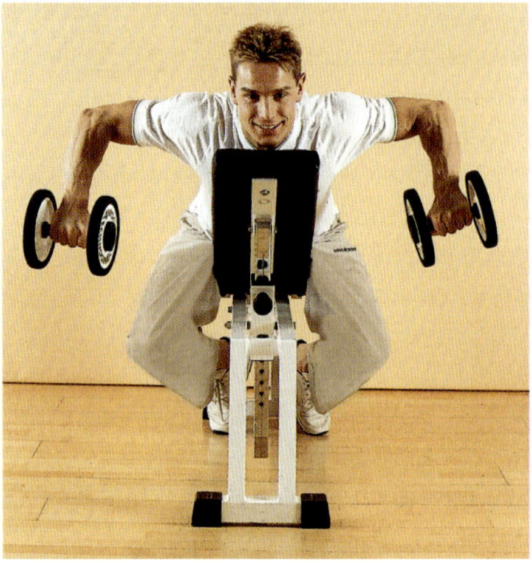

In Bauchlage auf einer flachen oder leicht schräg gestellten Trainingbank halten Sie in jeder Hand eine Kurzhantel mit Obergriff. Rücken gerade, Nacken in natürlicher Verlängerung der Wirbelsäule. Die Unterarme sind senkrecht zum Boden, die Oberarme 90° vom Rumpf abgespreizt. Mit dem Ausatmen ziehen Sie die Ellbogen nach oben in Richtung Decke. Zusätzlich haben Sie das Gefühl als wollten sich beide Schulterblätter hinten berühren (sie nähern sich zur Wirbelsäulenmitte). Ohne Schwung trainieren! Wenn die Stirn keine Auflage hat, lassen Sie den Kopf bei dieser Übung nicht nach unten sinken.
Alternativ können Sie den Rumpf auch auf einem großen Fitball auflegen. Dies erhöht den Schwierigkeitsgrad wesentlich, da zusätzlich die Balance eine große Rolle spielt.

Backfly an der Maschine

Trainierte Muskeln
- Trapezmuskel mittlere Fasern
- Großer Rautenmuskel

Die Übungsausführung wird je nach Gerätekonstruktion modifiziert werden müssen. Setzen Sie sich in das Gerät und positionieren Sie die Ellbogen schulterhoch an den Polstern. Heben Sie das Brustbein etwas an und ziehen Sie die Schultern nicht nach oben zu den Ohren. Kopf gerade halten, Blick geradeaus. Mit dem Ausatmen führen Sie die Ellbogen ohne Schwung nach hinten und zwar so weit, bis Sie das Gefühl haben, Ihre Schulterblätter berühren sich. Versuchen Sie dabei die Ellbogen in gleicher Höhe stets auf Schulterniveau zu halten. Wichtig: ohne Schwung üben, vollen Bewegungsradius der Schultergelenke ausnutzen, niedriges Gewicht und dafür korrekte Technik anwenden!

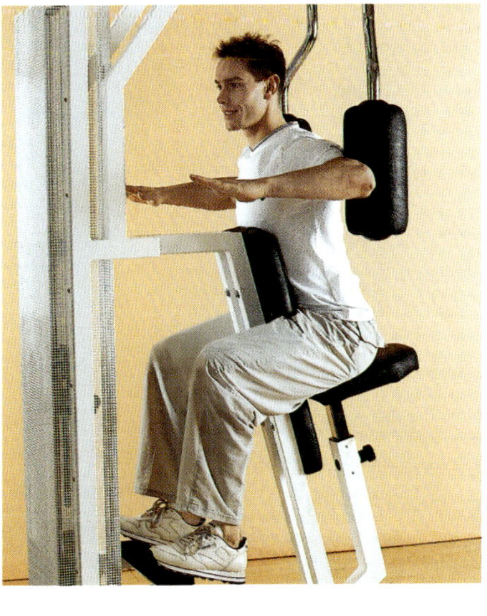

Einarmiges Rudern mit Kurzhantel

Trainierte Muskeln
- Breiter Rückenmuskel
- Trapezmuskel
- Großer Rautenmuskel

Stützen Sie sich mit dem linken Arm und dem seitengleichen Knie auf einer flachen Trainingsbank ab. Die rechte Hand hält eine Kurzhantel mit Neutralgriff. Rücken und Kopf gerade halten, Standbein leicht gebeugt. Mit dem Ausatmen ziehen Sie die Hantel seitlich nah am Körper nach oben. Der Ellbogen führt diese Bewegung an, indem er nach hinten/oben geführt wird. Oberkörper nicht verdrehen, ohne Schwung trainieren. Führen Sie die Übung auf beiden Seiten durch!
Bei Bedarf kann die Lehne der Trainingbank auch etwas höher gestellt werden. Manch einer erreicht damit eine bessere Stabilität, vor allem beim Training mit höheren Gewichten.

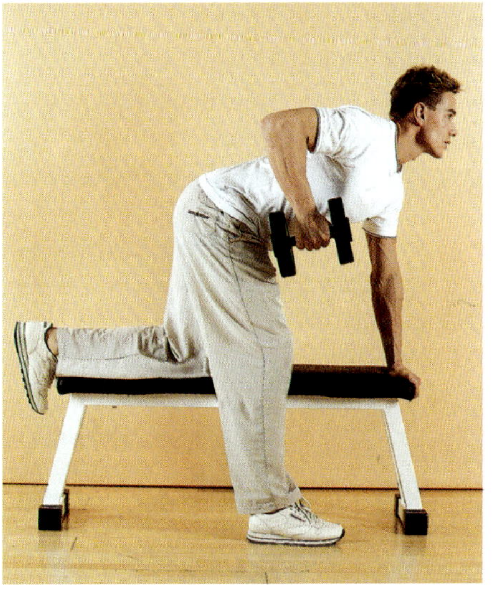

Weiter Klimmzug an der Maschine

Trainierte Muskeln
- Breiter Rückenmuskel
- Zweiköpfiger Oberarmmuskel (Bizeps)

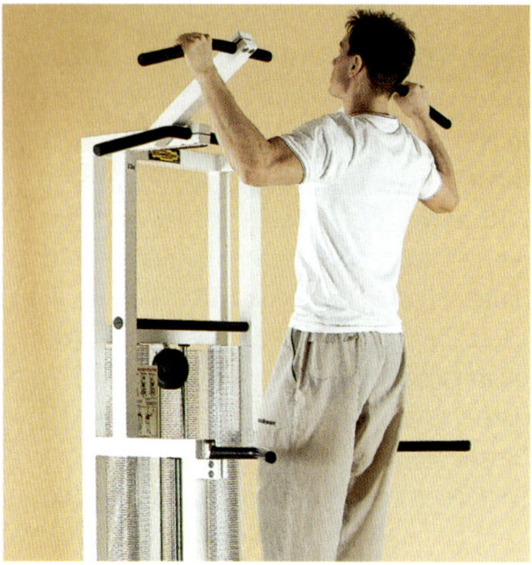

Je nach Gerätekonstruktion stehen oder knien Sie auf der Plattform. Fassen Sie die Stange in breiter Position mit Obergriff. Lassen Sie den Rumpf vorerst hängen, die Arme sind gestreckt. Mit dem Ausatmen ziehen Sie sich so weit nach oben, bis das Kinn über die gedachte Verbindung beider Griffe hinausragt. Beide Arme ziehen mit gleichem Krafteinsatz! Einatmen und den Rumpf langsam wieder absenken, bis die Arme fast komplett gestreckt sind.
Schwieriger wird es, wenn die gedachte Stange den Nacken berührt. Bedenken Sie, dass bei den Klimmzugmaschinen die Gewichtseinstellung über die Steckgewichte »negativ« verläuft. Je mehr Gewicht Sie einstellen, desto leichter wird die Übung. Testen Sie auch verschiedene Griffpositionen.

Enger Klimmzug an der Reckstange

Trainierte Muskeln
- Breiter Rückenmuskel
- Zweiköpfiger Oberarmmuskel (Bizeps)

Der enge Klimmzug mit Untergriff trägt auch den Namen »Chin-up«. Er bringt den Bizeps in eine stärkere Position und fällt den meisten Athleten leichter als der klassische weite Klimmzug (links) mit Obergriff. Er kann auch an einer Klimmzugmaschine mit negativer Gewichtseinstellung durchgeführt werden. Fassen Sie die Reckstange mit engem Untergriff. Anfangs sind die Arme gestreckt. Mit dem Ausatmen ziehen Sie das Kinn bis über die Stange nach oben. Halten Sie hier eine Sekunde und senken Sie den Körper anschließend langsam und kontrolliert wieder ab. Beide Arme ziehen gleichmäßig! Das langsame Herablassen des Körpers kräftigt Ihre Muskeln in besonderem Maße (exzentrische Muskelarbeit).

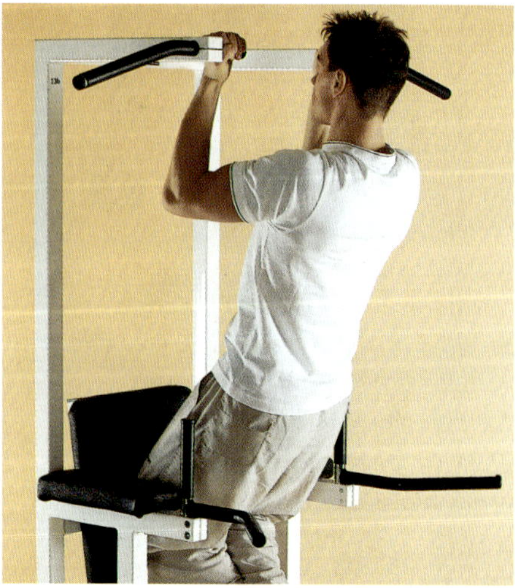

Latziehen am Seilzug

Trainierte Muskeln
- Breiter Rückenmuskel
- Zweiköpfiger Oberarmmuskel

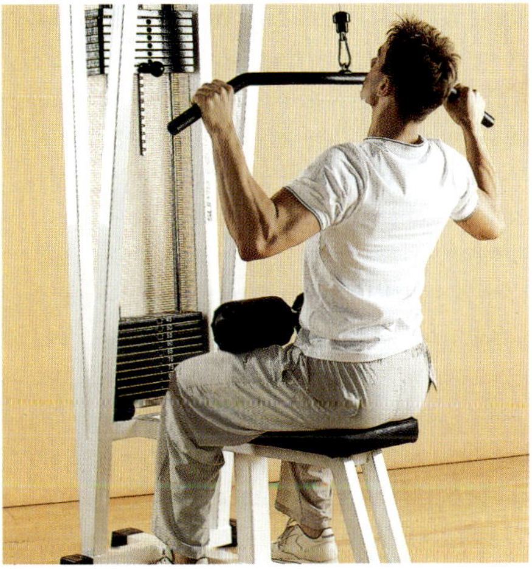

Befestigen Sie eine lange Latzugstange mit abgewinkelten Enden an der oberen Rolle. Fassen Sie die Stange an den abgeschrägten Endstücken mit Obergriff (Daumen auch obenauf) und setzen Sie sich auf die Bank. Die Arme sind anfangs fast komplett gestreckt, halten Sie den Rumpf gerade und den Brustkorb angehoben. Mit dem Ausatmen ziehen Sie die Schulterblätter zurück und die Stange gerade nach unten bis fast auf das Brustbein. Anschließend lassen Sie die Stange langsam in die Ausgangsposition zurück.
Geübte ziehen die Stange in den Nacken. Wenn möglich beobachten Sie sich von vorne in einem Spiegel, um zu kontrollieren, dass die Stange gerade und nicht einseitig schief nach unten gezogen wird.

Latrudern an der Maschine

Trainierte Muskeln
- Breiter Rückenmuskel
- Zweiköpfiger Oberarmmuskel (Bizeps)
- Rückenstrecker (statische Haltefunktion)

Setzen Sie sich mit geradem Rücken auf die Sitzfläche des Gerätes, Brust am vorderen Polster anlegen. Fassen Sie die Griffe (Neutralgriffposition) und strecken Sie die Arme nach vorne aus. Mit dem Ausatmen ziehen Sie die Ellbogen nah am Körper entlang nach hinten. Der Rumpf bleibt aufrecht und gerade, schwingen Sie ihn nicht nach hinten mit! Einatmen und die Arme langsam und kontrolliert in die Ausgangsposition zurückführen.
Diese Übung können Sie auch am oberen Griff durchführen, sofern er vorhanden ist. Der horizontale Griff beansprucht die Rautenmuskeln und die Trapezmuskulatur intensiver.

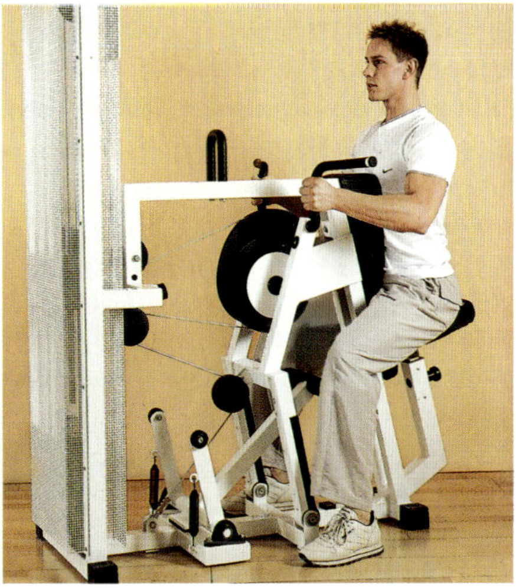

Rumpfheben auf der Matte

Trainierte Muskeln
➤ Rückenstrecker

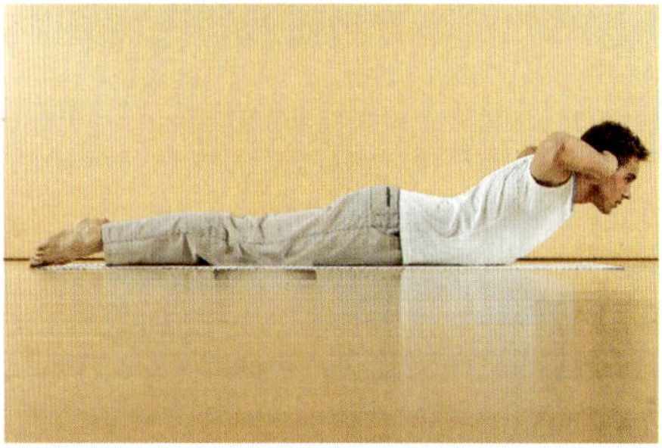

Legen Sie sich auf den Bauch, die Beine sind gestreckt, die Füße abgelegt. Die Stirn liegt auf dem Boden und die Hände sind im Nacken. Spannen Sie die Beine fest an, sodass sich die Kniescheiben leicht vom Boden lösen. Spannen Sie auch das Gesäß fest an und drücken Sie das Schambein in den Boden. Diese Stabilität während der Übungsausführung beibehalten. Wenn Sie ausatmen, heben Sie beide Ellbogen, Stirn und Brust kontrolliert und ohne Schwung vom Boden ab. Versuchen Sie hierbei das Gefühl zu entwickeln, dass der Rücken lang bleibt. Schulterblätter ziehen nach unten in die »Hosentaschen« (durch diese Aktivität haben Sie das Gefühl, dass auch der Hals etwas länger wird). Mit dem Einatmen wieder senken, jedoch nicht ganz ablegen.
Eine Hantelscheibe, welche auf den Schulterblättern abgelegt und mit den Händen gehalten wird, erhöht die Trainingsintensität.

Rückenstrecken auf der Bank

Trainierte Muskeln
➤ Rückenstrecker

Trainingbänke für diese Übung gibt es in verschiedenen Ausführungen. Ältere Bänke verlangen eine zum Boden horizontale Körperposition. Bei neueren Modellen befindet sich der Körper in einer diagonalen Lage. Man kniet auf einem Polster oder steht mit den Füßen auf einer Plattform.
Nehmen Sie die Hände an die Schläfen und halten Sie die Ellbogen geöffnet. Senken Sie den Rumpf beim Einatmen und heben Sie ihn beim Ausatmen, jedoch nur so weit, bis sich der Rücken in einer geraden Linie mit den Oberschenkeln befindet. Kein Hohlkreuz! Ohne Schwung trainieren. In der höchsten Position kneifen Sie das Gesäß zusätzlich fest zusammen. Die Übung wird intensiver und beansprucht weitere Muskeln wenn Sie in höchster Rumpfposition die Schulterblätter hinten zusammenziehen. Achtung: kleinerer Bewegungsradius bei Beschwerden im Lendenwirbelbereich.

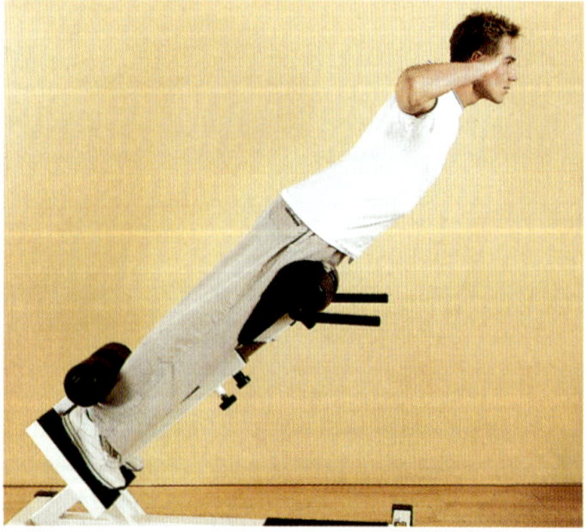

Dehnung Trapezmuskel obere Fasern
Beide Schultern senken, Kopf auf die rechte Seite neigen, linke Schulter aktiv nach unten ziehen. Im Stehen oder Sitzen durchführen.

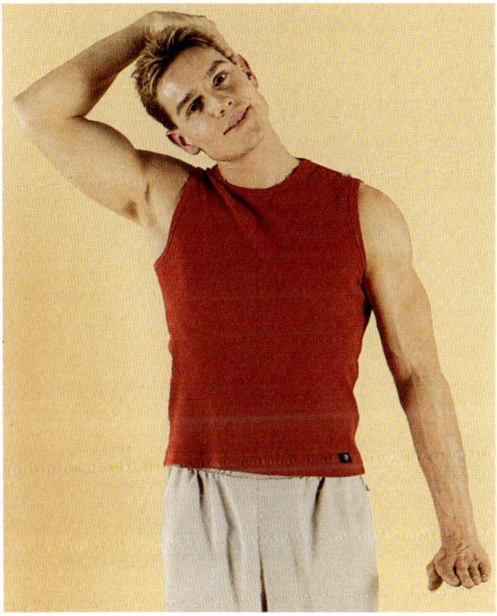

Dehnung breiter Rückenmuskel
Kniestand, linkes Bein zur Seite, rechten Arm gestreckt nach oben und Rumpf nach links neigen, rechten Arm in die Diagonale ziehen.

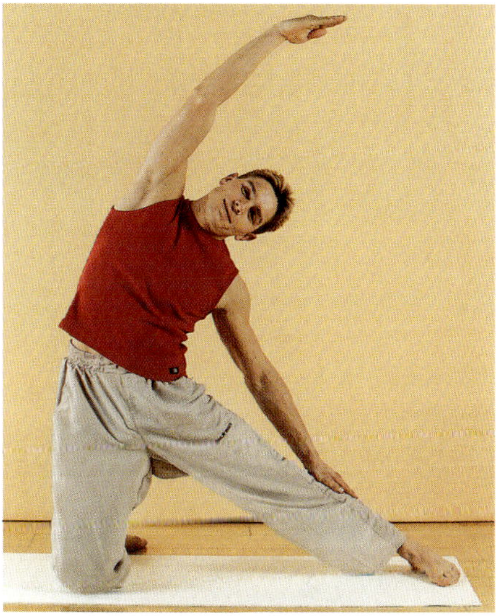

Dehnung Rautenmuskulatur
Hände fassen, Arme und Schultern weit nach vorne und Schulterblätter auseinander, Kopf nach unten, unterer Rücken gerade.

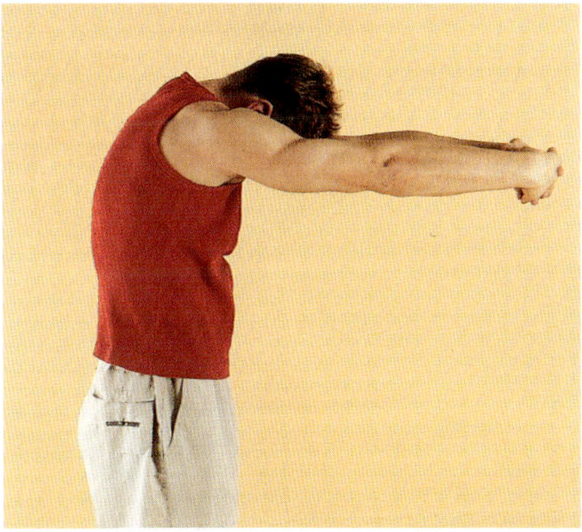

Dehnung Rückenstrecker
Im Schneidersitz Kopf und Schultern nach vorne, Rücken wird rund. Kopf, Arme und Schultern locker hängen lassen.

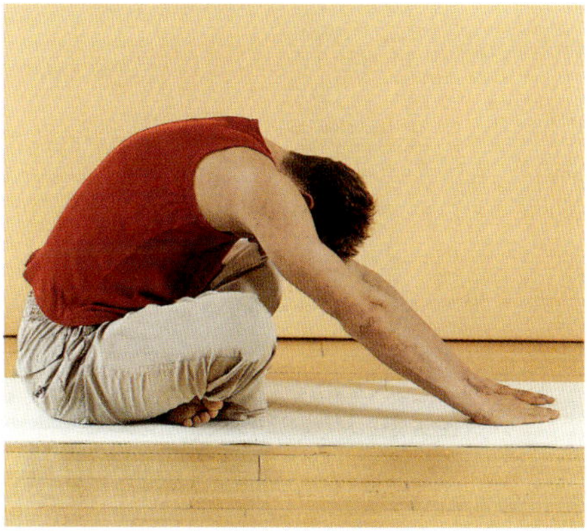

Anatomie Schultern und Arme

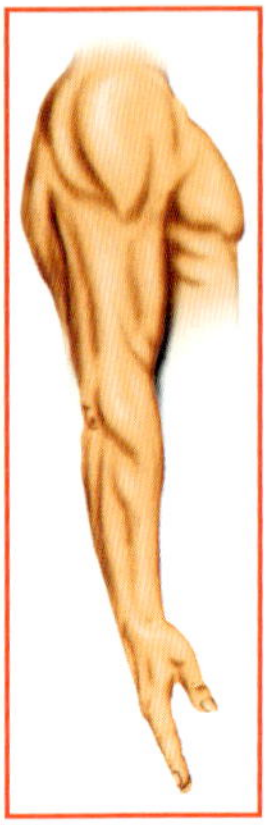

Ansicht von der Seite

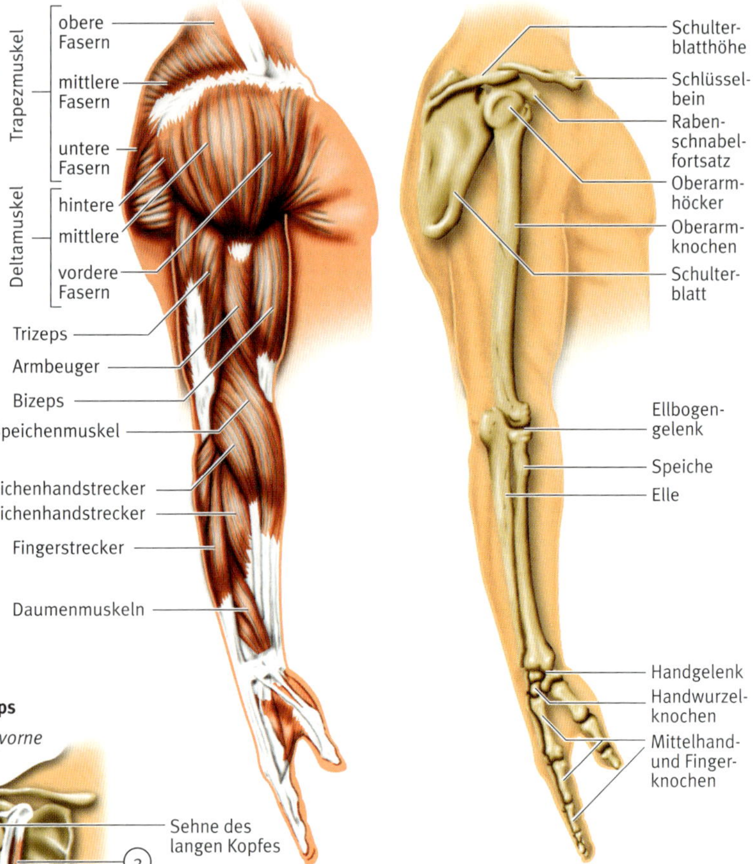

Der Bizeps

Ansicht von vorne

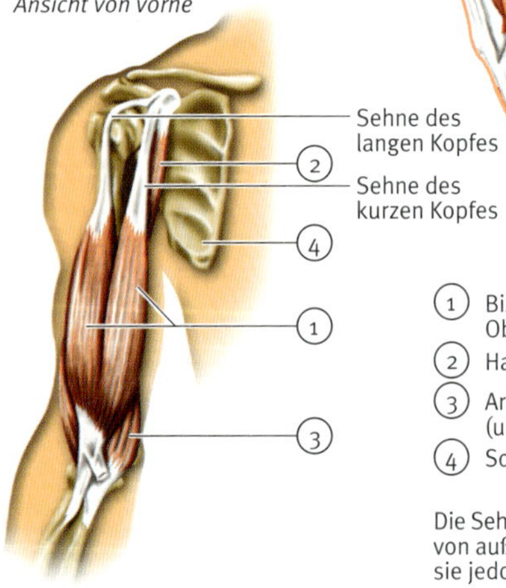

(1) Bizeps (zweiköpfiger Oberarmmuskel)
(2) Hakenarmmuskel
(3) Armbeuger (unter dem Bizeps)
(4) Schulterblatt

Die Sehne des langen Bizepskopfes stabilisiert das Schultergelenk von außen wesentlich. Beim Training mit schweren Gewichten ist sie jedoch auch anfällig für Entzündungen.

Schultern und Arme – Anatomie und Übungen

Beim anatomischen Segment »Schultern und Arme« verdient besonders das Schultergelenk hohe Aufmerksamkeit, nicht zuletzt deshalb, weil es bei fast allen Oberkörperübungen beteiligt ist. Aufgrund der großen Beweglichkeit und der gleichzeitig mangelnden knöchernen und bandhaften Führung, benötigt es eine große Anzahl an Muskeln, die es stabilisieren und vor Verletzungen schützen. Der Deltamuskel ist der sichtbarste, weil am oberflächlichsten liegende Muskel. Er verleiht uns »breite Schultern« und ist für die harmonische Entwicklung des Oberkörpers sehr wichtig. Streng genommen zählen zur Schultergelenksmuskulatur alle Muskeln, die vom Rumpf oder Schulterblatt kommen und am Oberarm ansetzen, also auch die Brustmuskulatur, welcher allerdings ein eigenes Schaubild auf Seite 98 gewidmet ist. Die tiefste Muskelgruppe des Schultergelenks wird als »Rotatorenmanschette« bezeichnet. Sie besteht aus vier verschiedenen Muskeln (siehe Schaubilder Seite 124 und 125: 31 a Obergräten-, 31 b Untergräten-, 32 Unterschulterblatt-, 50 kleiner runder Armmuskel), welche sich wie eine Manschette um den Oberarmkopf legen. Wie der Name es bereits verrät, sind diese Muskeln für die Innen- und Außendrehung (Rotation) des Armes im Schultergelenk verantwortlich. Darüber hinaus sind sie an fast allen Bewegungen des Armes in irgendeiner Weise beteiligt. Sie tragen wesentlich zur Gelenkstabilisation und -führung bei, da sie den Oberarmkopf in jeder beliebigen Position des Oberarmes in der Gelenkpfanne halten. Man sollte die Rotatorenmanschette mit den beiden Übungen auf Seite 91 sorgfältig trainieren. Viele Kraftsportler, die dieser Muskelgruppe zu wenig Aufmerksamkeit schenken, werden früher oder später und insbesondere dann, wenn sie mit hohen Gewichten trainieren, von Schulterproblemen geplagt.

Bei »Muskelfans« besonders beliebt sind Bizeps und Trizeps. Oft werden sie so intensiv trainiert, dass sie im Verhältnis zur Schulter wie aufgeblasen wirken und sich gar nicht so recht ins Gesamtbild des Körpers eingliedern wollen. Halten Sie sich also etwas zurück mit Ihrer Liebe. Beide Muskeln werden bereits bei etlichen Rumpf- bzw. Rückenübungen stark mitbeansprucht, sodass ein weiteres Training teilweise überflüssig wird. Der Bizeps (Bi = zwei) ist der armbeugende Muskel. Er hat zwei Muskelbäuche und entsprechend nahe der Schulter auch zwei Sehnen, wobei eine davon über das Schultergelenk von außen verläuft und bei dessen Stabilisation mithilft. Die beiden Muskelbäuche (Muskelköpfe) verlaufen entlang des Oberarmes und bilden eine Sehne, die über das Ellbogengelenk läuft. Der Bizeps endet an der Vorderseite der Speiche. Der Trizeps (Tri = drei) besteht aus drei Köpfen, dem langen, dem äußeren und dem inneren. Alle drei zusammen bewirken eine kraftvolle Streckung des Armes im Ellbogengelenk. Aufgrund seiner drei Anteile und im Sinne einer gleichmäßigen Ausprägung sollte er aus vielen verschiedenen Winkeln heraus belastet werden. Was viele nicht wissen: er ist der verhältnismäßig kräftigere der beiden Oberarmmuskeln. Für eine optisch harmonische Gesamterscheinung der Arme sollte er etwas dicker sein als der Bizeps.

Rudern aufrecht mit Langhantel

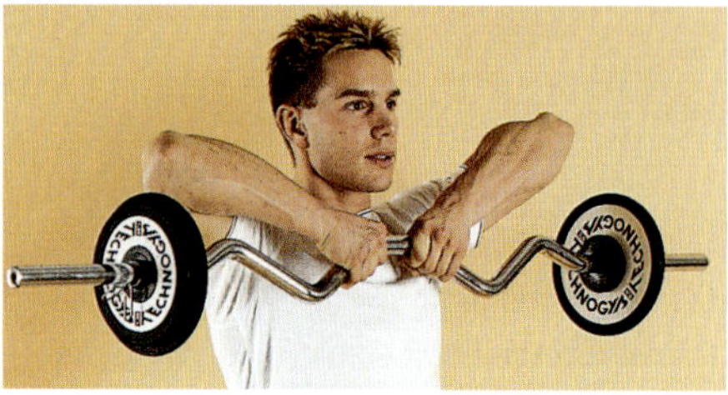

Trainierte Muskeln
- Deltamuskel
- Trapezmuskel obere Fasern

In der Grundstellung halten Sie mit engem Obergriff eine Langhantel (SZ-Hantel) vor dem Becken. Rücken gerade, Brustbein nach oben. Mit dem Ausatmen ziehen Sie die Hantel dicht am Körper entlang – jedoch ohne ihn dabei zu berühren – und geradlinig nach oben in Richtung Kinn. Lassen Sie die Bewegung von den Ellbogen anführen und ziehen Sie sie nach außen/oben. In der Endposition befindet sich die Stange auf Höhe des Brustbeines. Trainieren Sie ohne Schwung, Rumpf stabil halten und nicht nach hinten beugen, Beckenbodenmuskeln anspannen.
Variieren Sie regelmäßig die Griffweite. Je breiter Sie fassen, desto mehr ist die Deltamuskulatur aktiv. Trainieren Sie intensiver, indem Sie die Ellbogen in höchster Position zusätzlich nach hinten/oben ziehen.

Seitheben mit Kurzhanteln

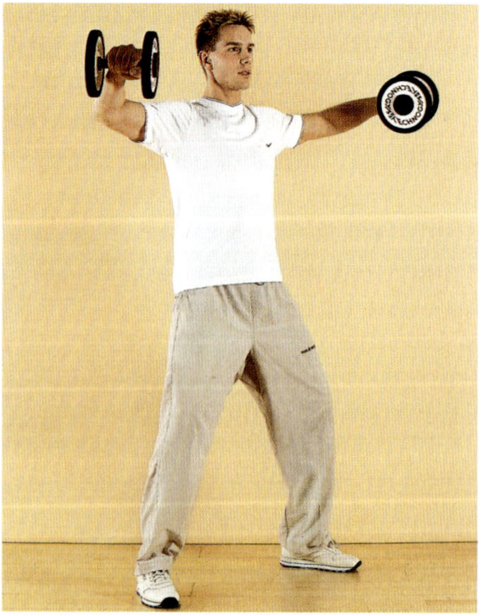

Trainierte Muskeln
- Deltamuskel

In stabiler Grundstellung und mit leicht gebeugten Beinen halten Sie in jeder Hand eine Kurzhantel seitlich am Becken mit Neutralgriff. Die Arme sind im Ellbogen leicht angewinkelt. Halten Sie den Kopf gerade, den Brustkorb etwas angehoben, die Muskeln des Beckenbodens angespannt. Mit dem Ausatmen heben Sie die Arme seitlich des Rumpfes nach oben, bis sich die Hanteln auf Schulterhöhe befinden. Arbeiten Sie ohne Schwung, halten Sie den Rumpf gerade. Anschließend die Gewichte langsam in die Ausgangsposition zurücksenken. Werden die Hanteln über Schulterniveau angehoben, trainieren Sie zusätzlich die oberen Fasern der Trapezmuskulatur intensiv. Variieren Sie die Übung auch mittels unterschiedlicher Ausgangspositionen. Halten Sie z. B. die Hanteln zu Beginn vor oder hinter dem Becken.

Seitheben an der Maschine

Trainierte Muskeln
➤ Deltamuskel

Setzen Sie sich aufrecht in die Maschine. Wählen Sie die Sitzhöhe so, dass sich Ihre Schultergelenke mit den Drehpunkten der Maschinenhebel auf gleicher Höhe befinden. Halten Sie Ihren Rumpf stabil, den Brustkorb angehoben. Je nach Gerätetyp wird der Rücken an einer Lehne oder die Brust vorne an einem Polster angelehnt. Mit dem Ausatmen heben Sie entsprechend der vorgegebenen Bewegungskurve die Ellbogen seitlich an. In der höchsten Position bilden Ellbogen, Oberarme und Schultern eine gerade und zum Boden parallele Linie. Ohne Schwung trainieren! Wenn Sie einatmen, werden die Ellbogen langsam in die Ausgangsposition gesenkt.
Wenn Sie die Ellbogen über Schulterniveau anheben, ist in diesem Bewegungsabschnitt die Trapezmuskulatur intensiv beteiligt. Entscheiden Sie dies individuell nach Ihren Zielen.

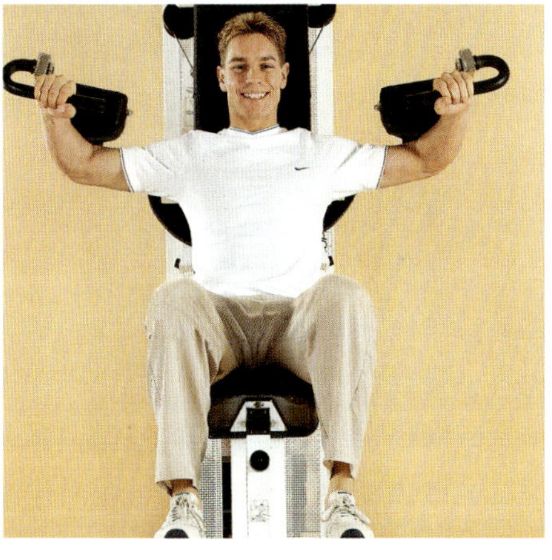

Frontheben am Seilzug

Trainierte Muskeln
➤ Deltamuskel vordere Fasern

Stellen Sie sich in stabiler Schrittposition mit dem Rücken zu einer Seilzugstation und fassen Sie den Haltebügel (Steigbügelgriff) mit Obergriff. Das Zugseil läuft über eine tiefe Rolle. Wenn Sie die Hand des Trainingsarmes neben dem Oberschenkel halten, sind die Gewichtsscheiben bereits etwas angehoben. Der Rumpf ist stabil, der Kopf gerade und die Beckenbodenmuskeln sind angespannt. Mit dem Ausatmen heben Sie den leicht gebeugten Arm nach vorne/oben, bis sich die Hand maximal auf Höhe der seitengleichen Schulter befindet. Sie können diese Übung ebenso mit einer Kurzhantel durchführen.

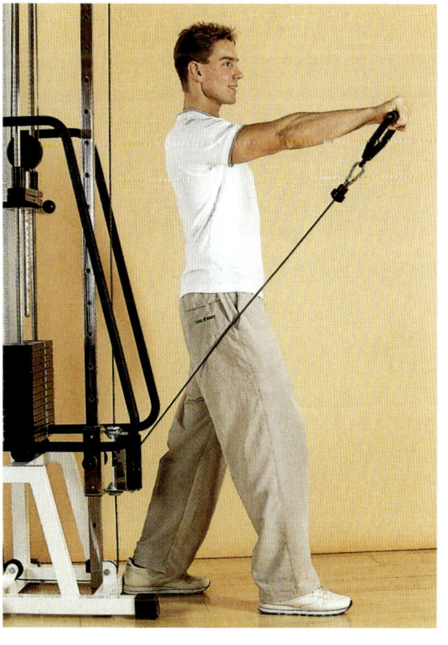

Schulter-/Nackendrücken

Trainierte Muskeln
- Deltamuskel
- Trapezmuskel obere Fasern
- Dreiköpfiger Oberarmmuskel (Trizeps)

Nehmen Sie zwei Hanteln und setzen Sie sich auf eine Trainingsbank (oder bleiben Sie stehen). Halten Sie die Gewichte etwa auf Kieferhöhe mit Obergriff. Rücken gerade halten, Nacken lang. Mit dem Ausatmen drücken Sie die Hanteln gleichmäßig und gerade nach oben über den Kopf. Anschließend langsam wieder senken. Für geübte Sportler eignet sich auch die Variante mit Drehung der Hanteln nach innen. In höchster Position halten Sie die Gewichte dann mit Neutralgriff (Handflächen sehen zueinander). Beim Senken wieder ausdrehen.
Sie können die Übung auch mit einer Langhantel durchführen. Wenn Sie in tiefer Position die Stange hinter den Kopf senken, nennt man dies »Nackendrücken«.

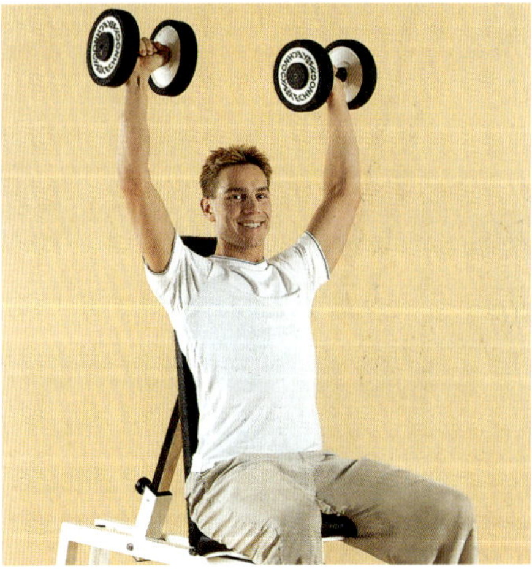

Backfly mit Gummizug

Trainierte Muskeln
- Deltamuskel hintere Fasern
- Großer Rautenmuskel
- Trapezmuskel mittlere Fasern

Fixieren Sie einen Gummizug mittig auf Augenhöhe und fassen Sie beide Enden. Die Arme sind 90° angewinkelt, die Hände zeigen zur Decke, die Ellbogen sind schulterhoch angehoben und befinden sich etwas vor dem Kopf. Das Band hat in dieser Position bereits Zugspannung. Mit dem Ausatmen bewegen Sie nun die Arme gegen den Widerstand nach hinten, sodass sich beide Schulterblätter einander nähern. Ellbogen nicht sinken lassen! Anschließend langsam in die Ausgangsposition zurück.
Trainieren Sie ohne Schwung und halten Sie den Rumpf stabil. Am besten eignet sich eine stabile Schrittposition. Ziehen Sie während des Übens die Schultern nicht nach oben zu den Ohren.

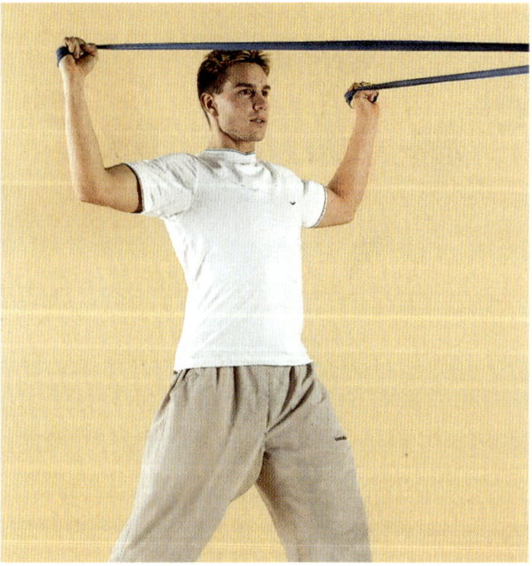

Außenrotation am Seilzug

Trainierte Muskeln
- Außenrotatoren des Schultergelenks

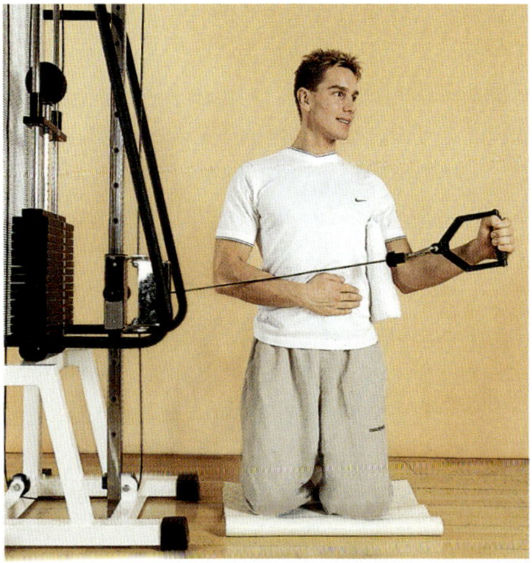

Knien Sie sich seitlich zu einer Zugmaschine auf eine Matte. Klemmen Sie ein gefaltetes Handtuch zwischen Oberarm (der Arm, welcher von der Maschine weggewandt ist) und Rumpf und greifen Sie den Steigbügelgriff mit der Hand fest. Der Trainingsarm ist 90° gebeugt, die Hand befindet sich vor dem Bauch. Das Zugseil läuft über die tiefe Rolle. Drücken Sie nun mit dem Ellbogen das Handtuch gegen den seitlichen Brustkorb und ziehen Sie mit dem Ausatmen den Griff von Ihrem Rumpf nach außen so weg, als würde sich eine Tür öffnen. Beckenboden anspannen, Rumpf stabil und gerade halten. Wenn Sie Ihren Unterarm nicht mehr weiter nach außen drehen können, halten Sie die Position kurz und kehren Sie anschließend langsam in die Ausgangsposition zurück. Vergessen Sie nicht auch den anderen Arm zu trainieren.

Innenrotation am Seilzug

Trainierte Muskeln
- Innenrotatoren des Schultergelenks

Sie knien seitlich zur Zugmaschine auf einer Matte. Diesmal klemmen Sie das Handtuch unter den Arm, welcher der Maschine zugewandt ist. In der Ausgangsposition ist »die Tür geöffnet«. Mit dem Ausatmen ziehen Sie den Griff vor den Oberkörper, bis sich die Hand des Trainingsarmes vor dem Bauch befindet (»Tür schließen«). Kurz halten und langsam zurück zur Ausgangsposition.

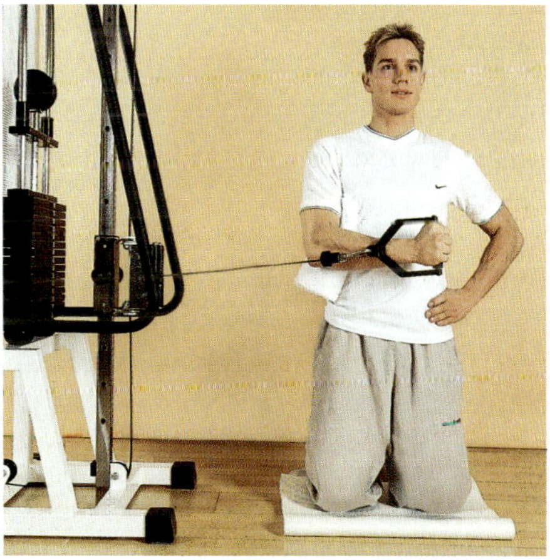

PRAXISTIPP

Gewöhnlich können Sie bei der Übung Innenrotation etwas mehr Gewicht verwenden als bei der Außenrotation. Für beide Übungen gilt: Wenn Sie an einem Gerät trainieren, dessen Umlenkrolle für das Zugseil stufenlos zu verstellen ist, dann wählen Sie eine Position, in der sich die Rolle auf Höhe des Ellbogens befindet.

Armcurl mit Außenrotation

Trainierte Muskeln
- Zweiköpfiger Orberarmmuskel (Bizeps)
- Armbeuger
- Oberarmspeichenmuskel

In der Grundstellung oder sitzend auf einer Trainingsbank halten Sie in jeder Hand eine Kurzhantel mit Neutralgriff seitlich am Becken. Die Arme sind leicht angewinkelt, der Brustkorb angehoben. Mit dem Ausatmen beugen Sie den rechten Arm im Ellbogen, bis sich die Hantel etwa auf Brusthöhe befindet. Gleichzeitig führen Sie über die gesamte Bewegung hinweg eine gleichmäßige Außenrotation durch, bis Sie die Hantel in der höchsten Position im Untergriff halten. Anschließend langsam senken und links wiederholen. Ohne Schwung trainieren, Rumpf stabil halten! Als Variation führen Sie die Übung ohne Außenrotation des Unterarmes durch (= »Hammercurl«). Geübte können beide Arme gleichzeitig trainieren. Üben Sie korrekt, indem Sie sich im Stand mit dem Rücken an eine Wand anlehnen, Beine leicht gebeugt.

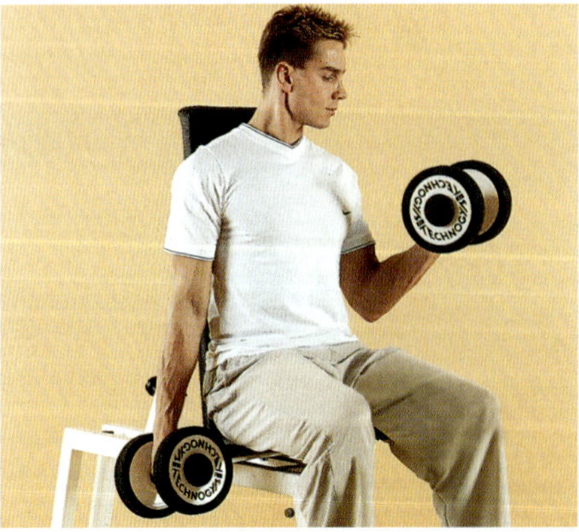

Scott-Curl mit SZ-Hantel

Trainierte Muskeln
- Zweiköpfiger Oberarmmuskel (Bizeps)
- Armbeuger

Setzen Sie sich auf die Sitzfläche dieser speziellen Trainingsbank. Lehnen Sie die Brust an das Polster und halten Sie die Hantel mit Untergriff (variieren Sie enge und weitere Griffpositionen). Die Arme sind leicht angewinkelt. Mit dem Ausatmen beugen Sie die Arme bis 90° an. Brustkorb am Polster lassen, Rumpf nicht nach hinten beugen! Anschließend senken Sie die Hantel langsam in die Ausgangsposition zurück, Arme nicht ganz durchstrecken.
Der »Scott-Curl« gilt als eine der besten Übungen, um die Beugemuskulatur des Armes absolut isoliert zu trainieren. Üben Sie besser mit leichteren Gewichten und dafür mit korrekter Technik. Eine betont langsame Bewegungsausführung wird die Muskulatur sehr intensiv belasten.
Als Variation führen Sie diese Übung mit Obergriff aus.

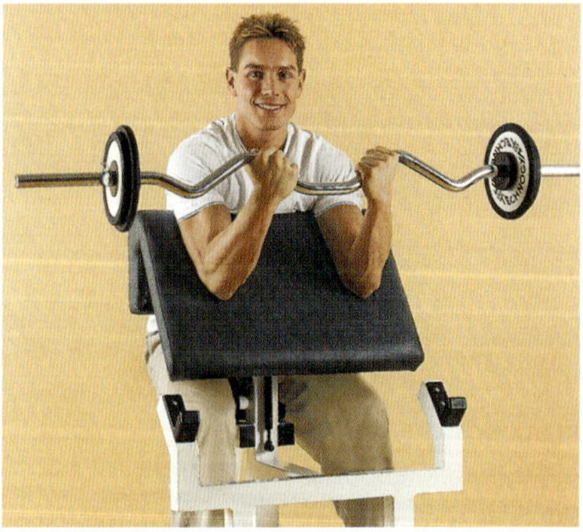

Konzentrations-Curl mit Kurzhantel

Trainierte Muskeln
- Zweiköpfiger Oberarmmuskel
- Armbeuger

Sitzen Sie auf einer Trainingsbank mit nach vorn geneigtem Oberkörper und geradem Rücken. Der trainierende Arm hält leicht gebeugt eine Kurzhantel mit Untergriff. Dessen Oberarm wird an der Innenseite des gleichseitigen Oberschenkels fixiert. Die freie Hand stützt sich auf dem anderen Oberschenkel ab. Mit dem Ausatmen beugen Sie den Trainingsarm etwa 90° nach oben, die Hantel bewegt sich zum Gesicht. Während des Übens halten Sie den Oberarm in gleicher Position, die Bewegung findet nur im Ellbogengelenk statt. Rumpf nicht nach oben heben oder zur Seite neigen. Handgelenk stabil. Anschließend lassen Sie das Gewicht langsam wieder nach unten sinken.
Als Variation führen Sie die gleiche Rotation wie bei der Übung »Armcurl mit Außenrotation« durch.

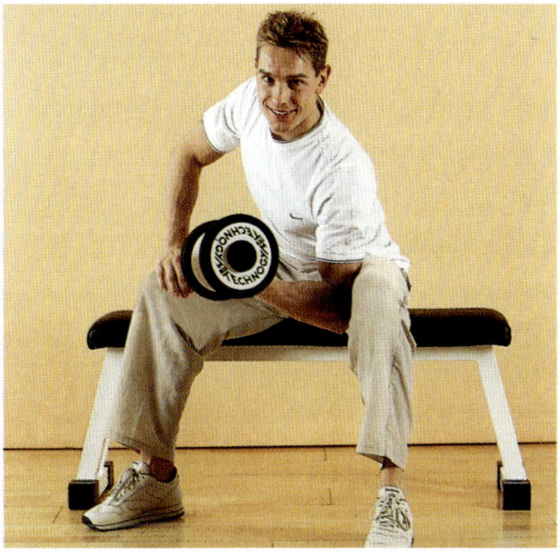

Kick-Back mit Kurzhantel

Trainierte Muskeln
- Dreiköpfiger Oberarmmuskel (Trizeps)

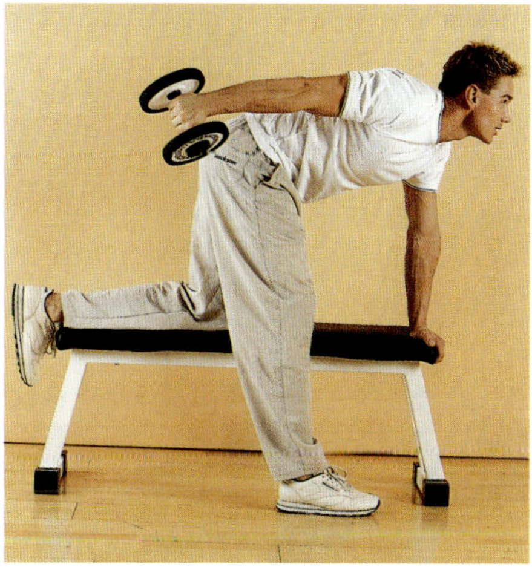

Mit Neutralgriff halten Sie eine Kurzhantel. Mit der freien Hand und dem seitengleichen Knie stützen Sie sich auf einer Trainingsbank ab. Der Ellbogen des Trainingsarms ist auf Höhe des Rumpfes und nah am Brustkorb, der Unteram hängt nach unten. Halten Sie den Rücken gerade und den Kopf in Verlängerung der Wirbelsäule. Mit dem Ausatmen heben Sie das Gewicht nach hinten/oben bis der Trainingsarm gestreckt ist. Der Ellbogen bleibt hierbei zur Decke gerichtet, der ganze Körper bleibt stabil. Es bewegt sich nur der Unterarm. Anschließend senken Sie die Hantel langsam zurück in die Ausgangsposition.
Üben Sie stets ohne Schwung und achten Sie auf eine von den Muskeln geführte Bewegung über den kompletten Bewegungsradius.

Trizeps Push-Down am Seilzug

Trainierte Muskeln
- ➤ Dreiköpfiger Oberarmmuskel (Trizeps)

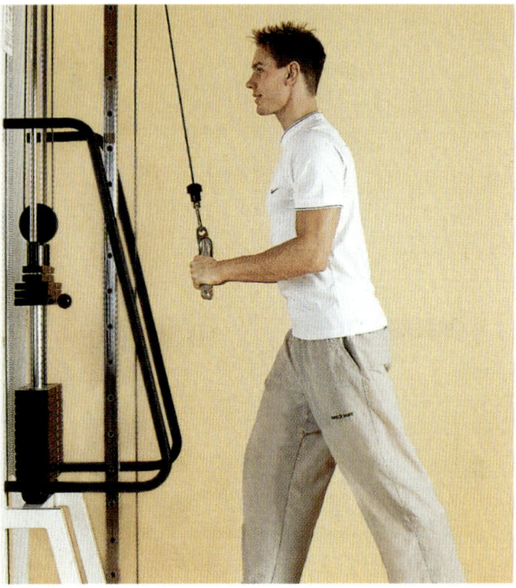

Befestigen Sie eine Curlstange (oder ein Trizepsseil) an der oberen Rolle. Fassen Sie den Griff mit beiden Händen und stellen Sie sich etwa 40–50 cm mit leichter Schrittstellung vor das Gerät. Zu Beginn sind die Arme 90° angewinkelt, die Ellbogen seitlich eng am Rumpf. Mit dem Ausatmen strecken Sie die Arme gleichmäßig nach unten bis sie gestreckt sind. Hierbei halten Sie den Rumpf stabil, Schultern und Oberarme behalten ihre ursprüngliche Position bei. Anschließend kehren Sie langsam und kontrolliert in die Ausgangsposition zurück. Lassen Sie jedoch die Gewichtsscheiben nicht ganz aufliegen, sodass der Muskel während des Satzes seine Spannung aufrecht erhält.
Achten Sie darauf, dass beide Arme unter gleichmäßigem Krafteinsatz trainiert werden.

Dips

Trainierte Muskeln
- ➤ Dreiköpfiger Oberarmmuskel (Trizeps)

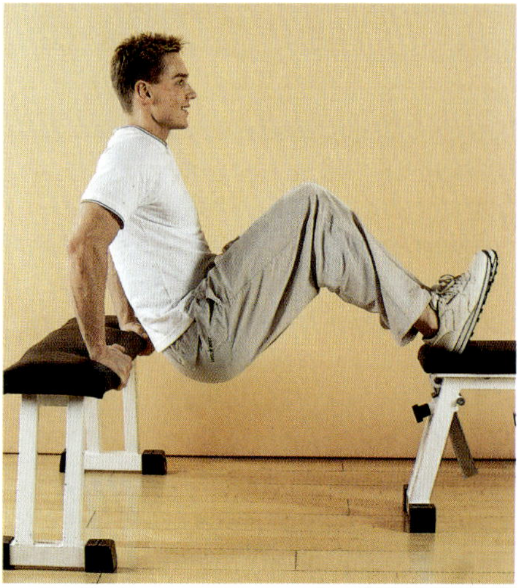

Stellen Sie zwei Trainingsbänke (oder Stühle) einander gegenüber. Stützen Sie sich mit beiden Händen schulterbreit auf die Kante einer Bank. Die Finger zeigen zum Boden. Die richtige Position haben Sie – bzw. die Trainingsbänke –, wenn sich Ihr Becken knapp vor der Sitzkante befindet. Legen Sie die Fersen mit angewinkelten Knien auf die gegenüberstehende Trainingsbank. Halten Sie den Rücken nun nahe an der Bank und senken Sie sich ab, bis die Arme etwa 90° gebeugt sind. Mit dem Ausatmen drücken Sie sich langsam und kontrolliert nach oben. Die Arme sind in der höchsten Position des Beckens nicht ganz durchgestreckt.
Einsteiger stellen beide Füße vollflächig am Boden ab, die Beine sind hierbei rechtwinklig gebeugt.

Handgelenkbeugen mit Langhantel

Trainierte Muskeln
➤ Alle hand- und fingerbeugenden Muskeln des Unterarmes

Setzen Sie sich auf eine Trainingsbank und fassen Sie mit beiden Händen eine Langhantel mit Untergriff. Die Unterarme liegen auf der Sitzfläche auf, die Handgelenke sind frei beweglich. Strecken Sie die Handgelenke nach unten, die Hantelstange gleitet in Ihre Finger. Mit dem Ausatmen umgreifen Sie zuerst die Stange fest mit Ihren Händen und beugen anschließend die Handgelenke weit nach oben. Danach führen Sie das Gewicht langsam und kontrolliert zurück in die Ausgangsposition.
Sie können die Übung alternativ auch knieend vor der Trainingsbank und mit zwei Kurzhanteln durchführen. Siehe Übung »Handgelenkstrecken« rechts. Beim Üben mit zwei Hanteln erkennen Sie mögliche Kräfteungleichgewichte besser.

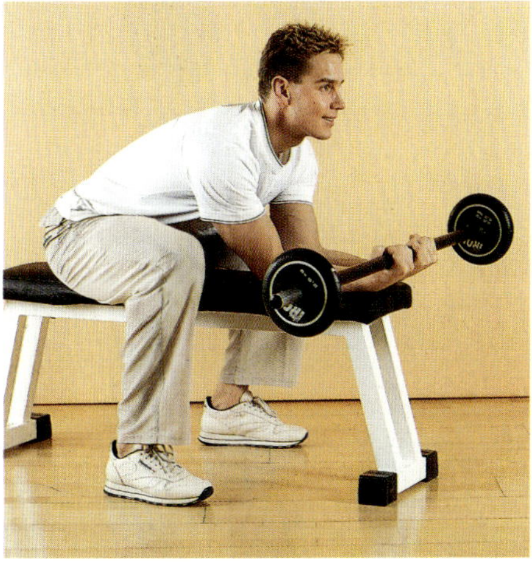

Handgelenkstrecken mit Kurzhanteln

Trainierte Muskeln
➤ Alle handstreckenden Muskeln des Unterarmes

Knien Sie sich vor eine quer stehende Trainingsbank. Fassen Sie eine Kurzhantel und legen Sie den Unterarm so auf die Sitzfläche, dass Sie das Gewicht mit Obergriff halten. Das Handgelenk muss frei beweglich sein. Beugen Sie nun das Handgelenk nach unten. Mit dem Ausatmen strecken Sie das Handgelenk maximal nach oben, bis es zum Körper zeigt. Anschließend senken Sie die Hantel langsam und kontrolliert nach unten in die Ausgangsposition.
Sie können diese Übung auch sitzend auf einer Trainingsbank durchführen. Ebenso ist das Trainieren mit einer Langhantel möglich. Sehen Sie sich hierfür die Übung »Handgelenkbeugen« links an. Statt mit Untergriff wird die Stange beim »Handgelenkstrecken« jedoch mit Obergriff gehalten.

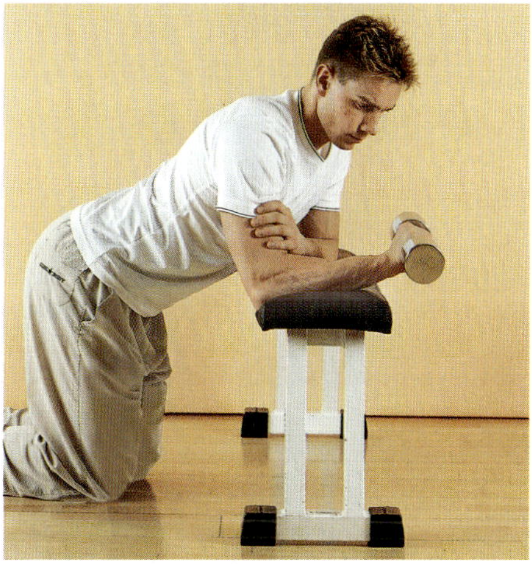

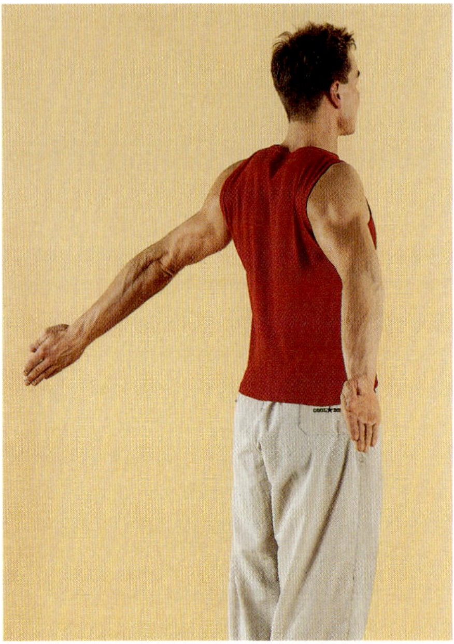

Dehnung Deltamuskel vordere Fasern
Im Stand beide Arme nach hinten und im Schultergelenk eine Außenrotation durchführen. Brustkorb heben und versuchen die Hände hinter dem Rücken einander näher zu bringen.

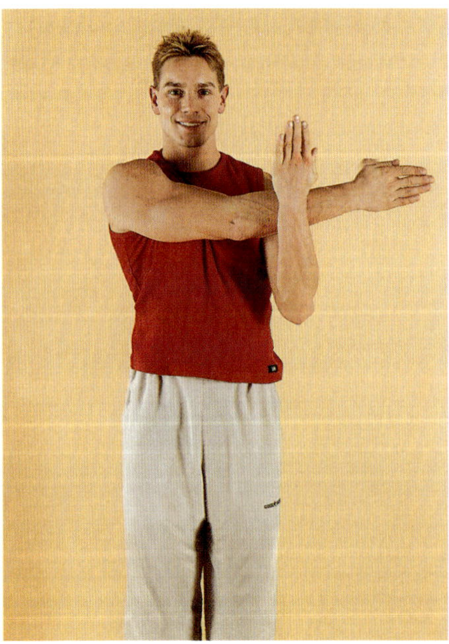

Dehnung Deltamuskel mittlere und hintere Fasern
Im Stehen oder Sitzen einen Arm gestreckt vor die Brust führen und mit der freien Hand fest an den Brustkorb ziehen. Beide Schultern von den Ohren weg nach unten ziehen. Rumpf dabei gerade und stabil halten.

Dehnung zweiköpfiger Oberarmmuskel (Bizeps)
Im Stehen beide Arme strecken und nach hinten führen. Arme im Schultergelenk nach innen rotieren. Brustbein anheben und auch die Arme hinter dem Rücken so weit heben, bis eine Dehnung im Oberarm zu spüren ist.

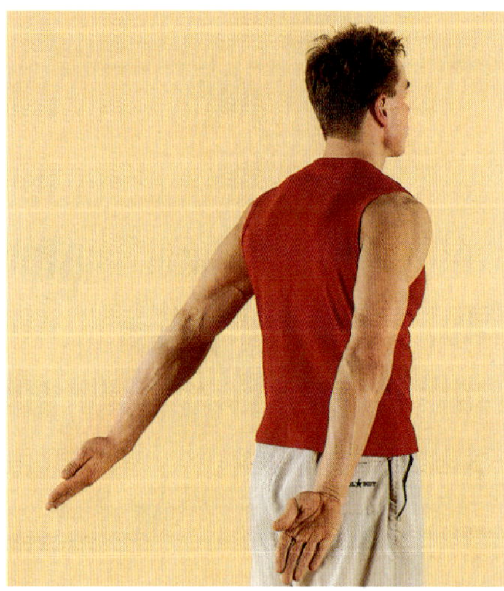

Dehnung dreiköpfiger Oberarmmuskel (Trizeps)
Einen Arm angewinkelt hinter den Kopf legen, die Hand zwischen die Schulterblätter. Die andere Hand zieht am Ellbogen um die Dehnung zu verstärken.

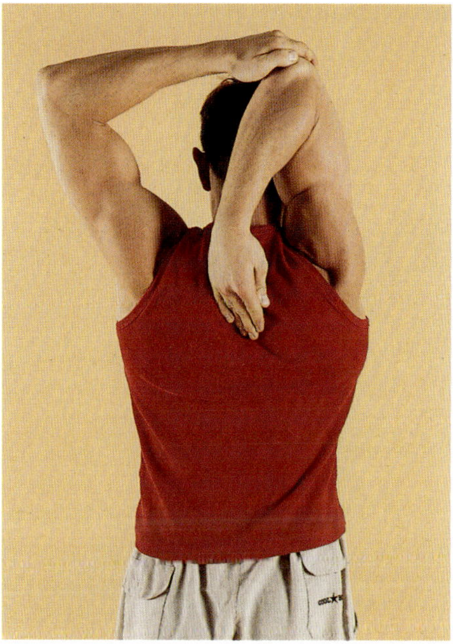

Dehnung handgelenkbeugende Unterarmmuskulatur
Einen Arm (mit der Handfläche nach unten) ausstrecken, Hand nach unten kippen. Die freie Hand legt sich über die andere und zieht nicht nur die Finger, sondern den Handrücken in Richtung Unterarm.

Dehnung handgelenkstreckende Unterarmmuskulatur
Einen Arm (mit nach oben gedrehter Handfläche) ausstrecken, Handgelenk nach unten beugen. Die Finger der freien Hand in die Handfläche legen, dabei Daumen unten ins Handgelenk. Vorsichtig die Hand in Richtung Unterarm drücken.

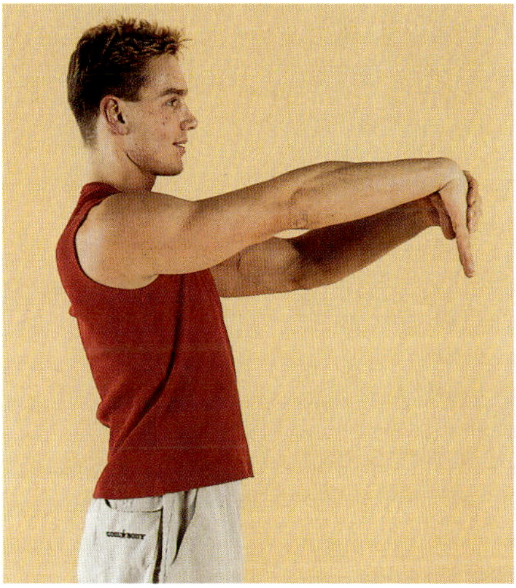

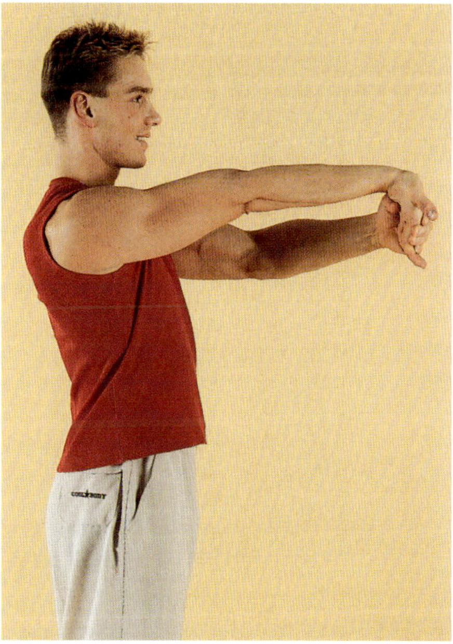

Anatomie Brustbereich

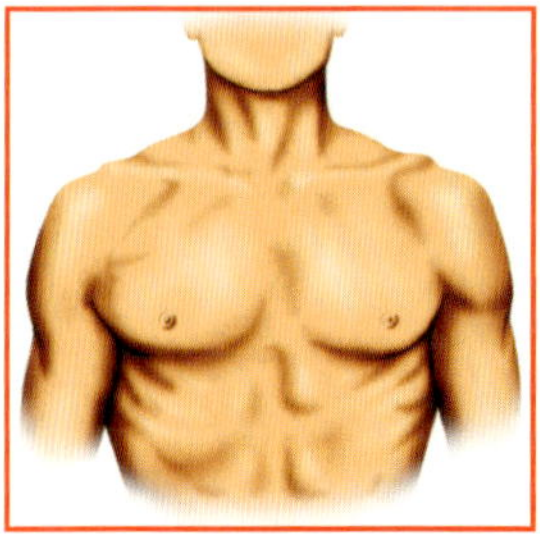

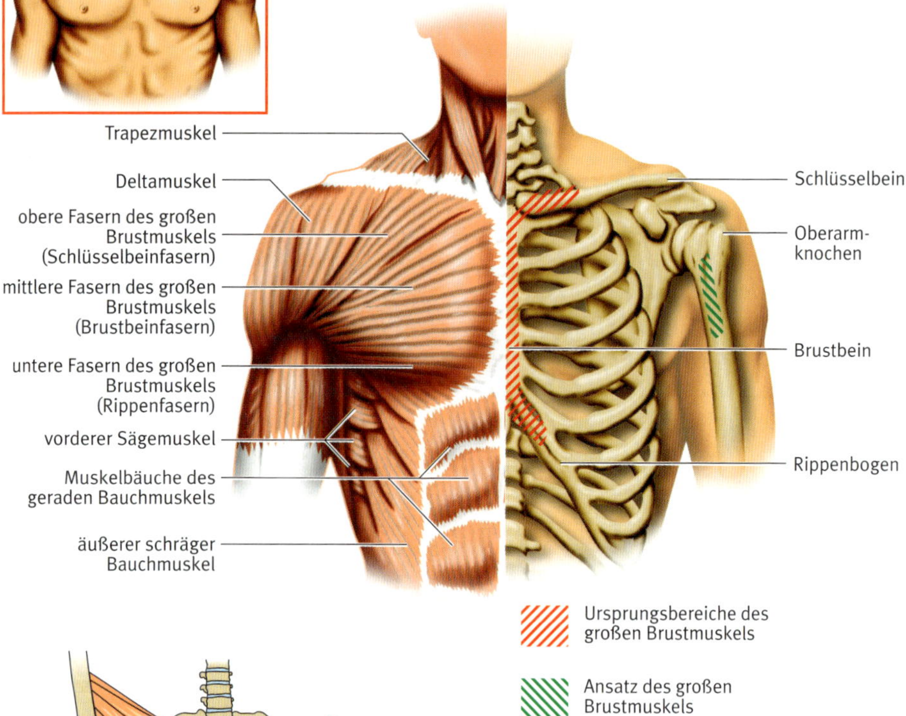

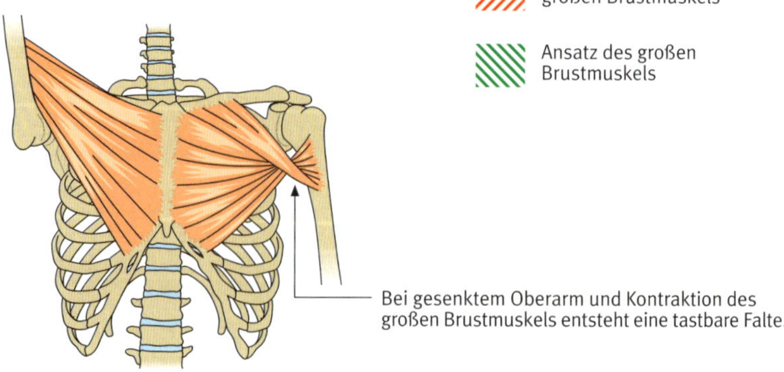

Brust – Anatomie und Übungen

Der große Brustmuskel ist ein breiter, fächerförmiger Muskel. Auch er setzt sich anatomisch betrachtet aus drei Anteilen zusammen, nämlich den oberen, mittleren und unteren Muskelfasern. Bei gesenktem Arm überkreuzen sich seine Faserbündel und bilden die vordere Achselfalte (siehe Grafik). Wenn Sie den großen Brustmuskel mit herabhängendem Oberarm statisch kontrahieren, können Sie diese »Kreuzung« durch eine kleine schlitzförmige Vertiefung nahe der Achselhöhle sehen und auch sehr gut mit den Fingern ertasten. Voraussetzung hierfür ist allerdings ein geringer Anteil an Unterhautfettgewebe in diesem Bereich.
Gut ausgebildete und definierte Brustmuskeln sind für viele ein begehrenswertes Trainingsziel. Im Spiegel betrachtet bilden sie zusammen mit den Bauchmuskeln eine attraktive Körperfront. Hierfür wird oft hart und eifrig trainiert. Allerdings sehr häufig mit der Folge, dass aufgrund des muskulären Ungleichgewichts zwischen den Brustmuskeln und der hinteren Schultergürtelmuskulatur, die Schultern nach vorne fallen und der Rücken rund wird. Die ausgeprägte Neigung der Brustmuskeln sich zu verkürzen (tonische Muskulatur) verstärkt diese Tatsache. Wird dies nicht beachtet, kann aus einem muskulär bedingtem Rundrücken (Haltungsschwäche) ein echter Haltungsschaden mit schwerwiegenden Beschwerden und Erkrankungen entstehen. Hierunter leidet in Folge auch die Atmung bzw. die Lungenkapazität. Außerdem wird das Bewegungsausmaß in den Schultergelenken durch verkürzte Brustmuskeln negativ beeinflusst. Für alle Ausholbewegungen (z. B. Bankdrücken oder Flys in allen Variationen) bedeutet dies eine deutliche Einschränkung. Damit dies nicht passiert und eventuell die ganze Gesundheit des Sportlers leidet, muss man sich ebenso intensiv um die Antagonisten (Schulter- und obere Rückenmuskulatur) des großen Brustmuskels kümmern. Um alle Fasern der Brustmuskulatur ausgewogen zu trainieren, sollte man als Fortgeschrittener viele unterschiedliche Übungen wählen und diese auch in den Ausführungswinkeln variieren. Eine klare und eindeutige untere Abgrenzung des großen Brustmuskels gibt ihm insgesamt eine schöne Form. Voraussetzung dafür ist allerdings, dass die unteren Fasern in einer gleichmäßigen Linie an den Rippen ansetzen. Diesen Ansatz kann man nicht beeinflussen, er wird uns praktisch in die Wiege gelegt.
Das beste Training für diesen unteren Bereich sind die Übungen »Dips an den Holmen« und »negatives Bankdrücken« bei einer Einstellung der Trainingsbank von etwa minus 10 bis minus 15°.

HINTERGRUND

Die Meinung, dass sich bei Frauen ein intensives Training der Brustmuskulatur festigend auf den Busen auswirkt, ist nicht richtig. Der Busen besteht nun mal nicht aus Muskeln, sondern aus Binde- und Drüsengewebe. Allerdings drückt ein trainierter Brustmuskel von unten gegen das darüber liegende Gewebe. Der Busen füllt so die Haut besser aus, welche dadurch etwas straffer wird.

Klassischer Liegestütz

Trainierte Muskeln
- Großer Brustmuskel
- Dreiköpfiger Armstrecker (Trizeps)
- Deltamuskel (vordere Fasern)

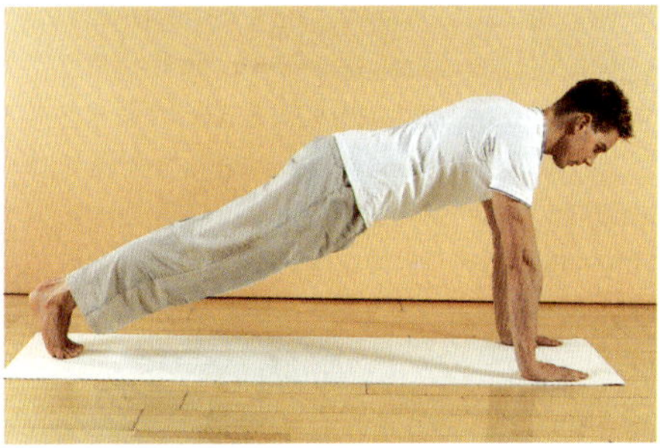

Stützen Sie Ihren Körper auf Hände und Zehenballen. Die Finger sind gespreizt und zeigen leicht nach innen, die Hände mehr als schulterbreit in Höhe der Schultern auf dem Boden. Die Arme sind nicht ganz durchgestreckt. Damit der ganze Körper stabil wie ein massives Eichenbrett wird, ziehen Sie das Schambein nach vorne und spannen Sie die Gesäß- und Oberschenkelmuskeln fest an. Senken Sie den Oberkörper ab, bis er sich kurz vor dem Boden befindet. Mit dem Ausatmen drücken Sie ihn gleichmäßig wieder nach oben in die Startposition.
Üben Sie viele verschiedene Variationen:
- Knie ablegen ist einfacher,
- Füße auf einer Trainingsbank aufstellen ist schwerer,
- Unterschenkel auf einem großen Fitball ablegen ist noch schwieriger und
- Hände enger am Boden abstellen und Ellbogen eng am Rumpf ergibt ein intensiveres Trizepstraining.

Schrägbankdrücken mit Kurzhanteln

Trainierte Muskeln
- Großer Brustmuskel (obere Fasern)
- Dreiköpfiger Armstrecker (Trizeps)
- Deltamuskel (vordere Fasern)

Legen Sie sich auf eine auf ca. 45° eingestellte Trainingsbank. Die Füße sind am Boden abgestellt (kein Hohlkreuz!). Sie halten zwei Kurzhanteln mit Obergriff seitlich am Körper. Ellbogen weit geöffnet und 90° angewinkelt. Mit dem Ausatmen drücken Sie die Gewichte gleichmäßig nach oben. Gleichzeitig führen die Arme eine Außenrotation durch, sodass in der höchsten Position die Handflächen zueinander stehen (Neutralgriff). Anschließend langsam und mit entgegengesetzter Armdrehung in die Startposition absenken.
Einsteiger drücken die Kurzhanteln geradlinig ohne Rotation nach oben. Trainieren Sie facettenreich, indem Sie die Lehne der Trainingsbank regelmäßig leicht verändern. Steiler für die oberen Fasern, flach für die mittleren und negativ für verstärktes Training der unteren Brustmuskelfasern.

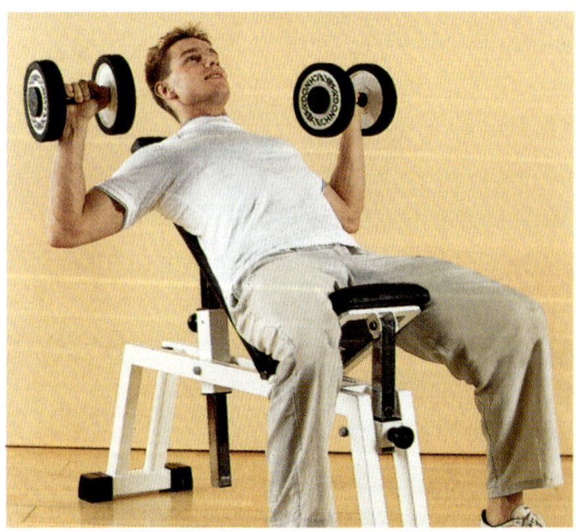

Flys mit Kurzhanteln

Trainierte Muskeln
- Großer Brustmuskel

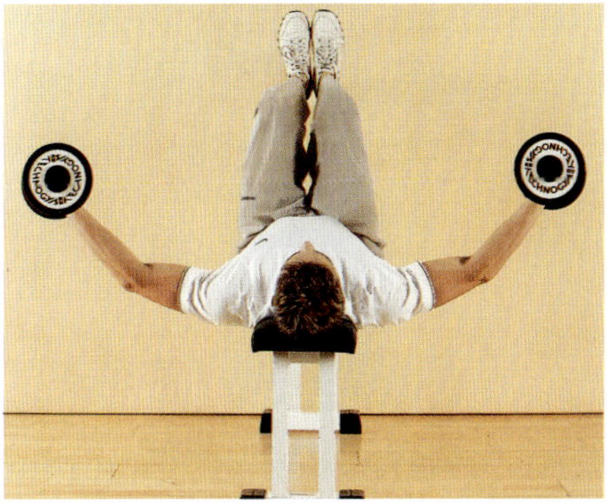

Legen Sie sich auf eine flache Trainingsbank und halten Sie bei fast gestreckten Armen in jeder Hand eine Kurzhantel. Die Arme sind geöffnet und etwa parallel zum Boden. Die Beine sind angewinkelt über dem Becken. Mit dem Ausatmen schließen Sie die Arme, indem Sie die Hanteln langsam in einer halbkreisförmigen Bewegung nach oben heben. Behalten Sie hierbei den Winkel in den Ellbogengelenken bei, sie sind quasi wie »eingegipst«. Anschließend die Gewichte langsam in die Ausgangsposition zurückführen.

Variieren Sie die Übung, indem Sie die Lehne der Trainingsbank einige Grad nach oben stellen. Wie weit Sie die Arme senken können, hängt von Ihrer Muskel- und Gelenkbeweglichkeit ab. Tasten Sie sich langsam und vorsichtig an einen für Sie verträglichen Bewegungsumfang der Schultergelenke.

Bankdrücken mit Langhantel

Trainierte Muskeln
- Großer Brustmuskel
- Dreiköpfiger Armstrecker (Trizeps)
- Deltamuskel (vordere Fasern)

Legen Sie sich auf eine flache Trainingsbank, am besten ein Modell mit Langhantelablage. Die Füße sind abgestellt (kein Hohlkreuz!) bzw. die Knie über dem Becken. Fassen Sie die Hantel mit Obergriff etwa doppelt schulterbreit und senken Sie sie bis knapp über den Brustkorb ab. Mit dem Ausatmen spannen Sie die Bauchmuskulatur an und drücken das Gewicht geradlinig so weit nach oben, bis die Arme fast komplett gestreckt sind. Anschließend langsam und kontrolliert in die Ausgangsposition zurück.

Wer mit hohen Gewichten trainiert, sollte auf Hilfestellung durch einen Trainingspartner nicht verzichten! Bei Problemen in den Schultergelenken nur leichte Gewichte verwenden und die Langhantel nicht so weit absenken. Führen Sie die Übung regelmäßig mit leicht unterschiedlichen Griffweiten durch.

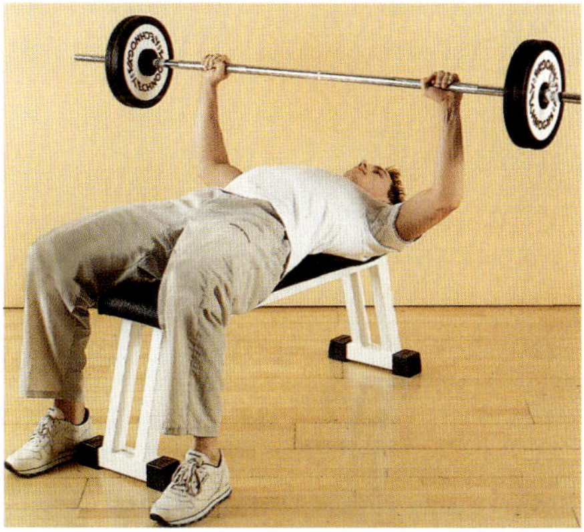

Schrägbankdrücken mit Langhantel

Trainierte Muskeln

- Großer Brustmuskel
- Dreiköpfiger Armstrecker (Trizeps)
- Deltamuskel (vordere Fasern)

Legen Sie sich auf eine auf ca. 45° eingestellte Trainingsbank. Die Füße sind am Boden. Lassen Sie sich eine Langhantel geben und fassen Sie diese etwa doppelt schulterbreit mit Obergriff. Senken Sie anschließend die Langhantel bis knapp über den Brustkorb ab. Mit dem Ausatmen spannen Sie Bauch- und Beckenbodenmuskeln an und drücken das Gewicht so weit nach oben, bis die Arme fast gestreckt sind. Mit dem Einatmen langsam und kontrolliert in die Ausgangsposition senken. Wenn Ihnen eine Trainingsbank mit Langhantelablage zur Verfügung steht, verwenden Sie diese. Bei hohen Gewichten stets mit Partner trainieren! Ändern Sie alle 2–3 Wochen den Lehnenwinkel um einige Grad und trainieren Sie die Brustmuskeln aus verschiedenen Winkeln heraus.

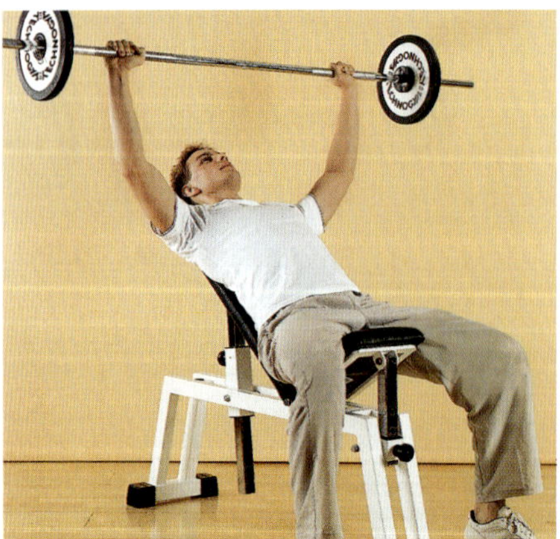

Butterfly an der Maschine

Trainierte Muskeln

- Großer Brustmuskel

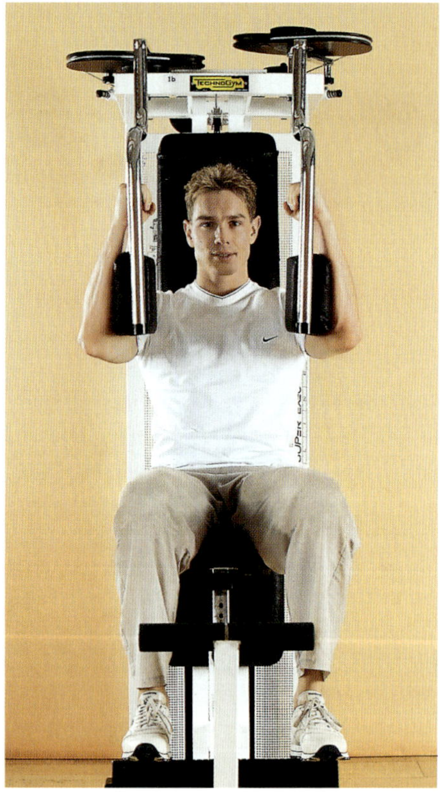

Setzen Sie sich gerade in das Gerät. Halten Sie die physiologische Doppel-S-Krümmung der Wirbelsäule aufrecht. Bringen Sie die Hebelarme aus der Ruhestellung mit dem Fußpedal (falls vorhanden) nach vorne und positionieren Sie Ihre Arme so, dass sowohl im Schulter- als auch im Ellbogengelenk jeweils ein 90°-Winkel entsteht. Hände locker an die vorgesehenen Griffe. Mit dem Ausatmen führen Sie die Arme, entsprechend der vorgegebenen Bewegungskurve der Gerätes, nach vorn zur Mitte, bis sich die Hebelarme fast berühren. Bei Geräten, bei denen die Ellbogen an Polstern aufliegen, konzentrieren Sie sich darauf nur mit den Ellbogen zu drücken. Auf diese Weise wird die Brustmuskulatur intensiv und vollkommen isoliert beansprucht. Anschließend langsam in die Ausgangsposition zurück.

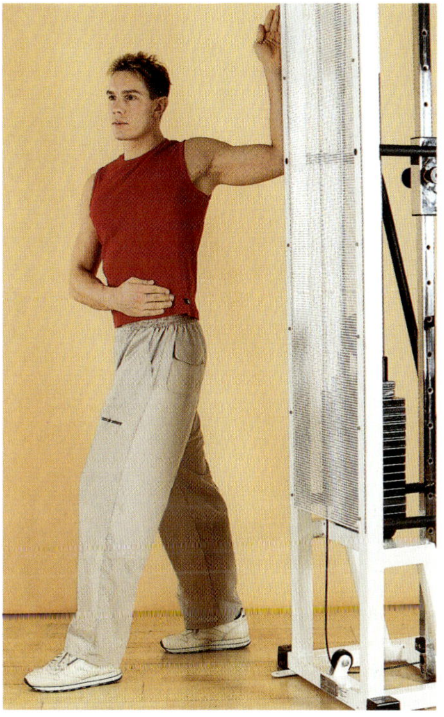

Dehnung Brustmuskulatur einseitig
In Schrittstellung legen Sie die Unterseite des Unterarms an eine Wand oder Säule. Schulter- und Ellbogengelenk bilden jeweils einen 90°-Winkel. Drehen Sie den Oberkörper vom Arm weg nach vorne und zwar so weit, bis Sie einen Zug in Höhe des Schultergelenks spüren. Dehnen Sie beide Seiten gleich lang und in gleicher Intensität.

Dehnung Brustmuskulatur zweiseitig
Dehnen Sie beide Brustmuskeln gleichzeitig mit Hilfe zweier Trainingsbänke. Knien Sie sich zwischen die Bänke, legen Sie die Hände flach auf die Sitzflächen und neigen Sie den Rumpf mit geradem Rücken nach vorne/unten. Brustkorb kontrolliert nach unten zum Boden ziehen. Auf gleichmäßige Dehnung beider Seiten achten. Spüren Sie eine Seite weniger, dann vorsichtig die Schulter der entsprechenden Seite etwas mehr nach unten ziehen.

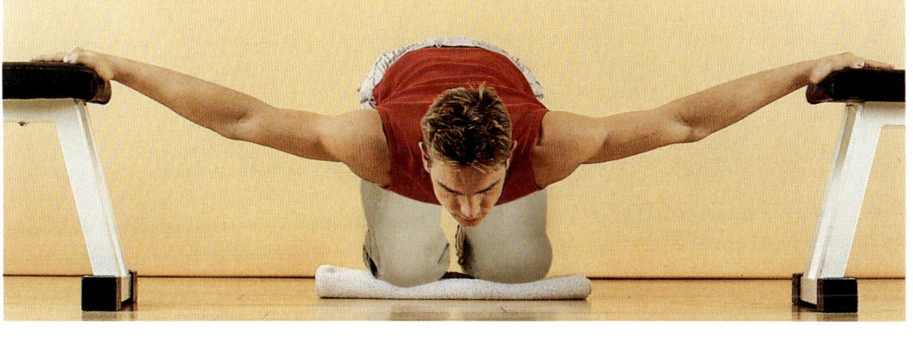

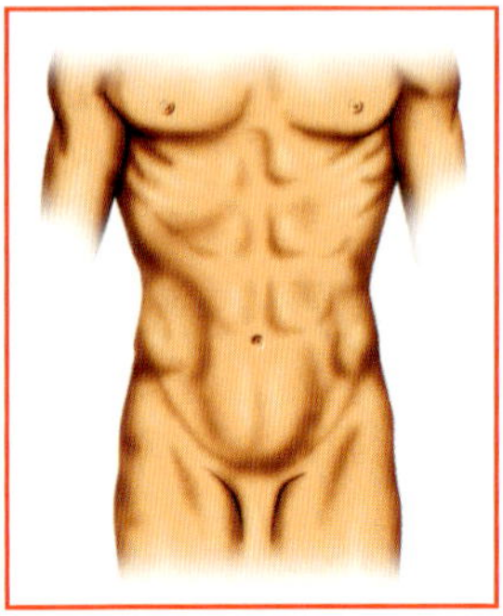

Anatomie Bauch und Taille

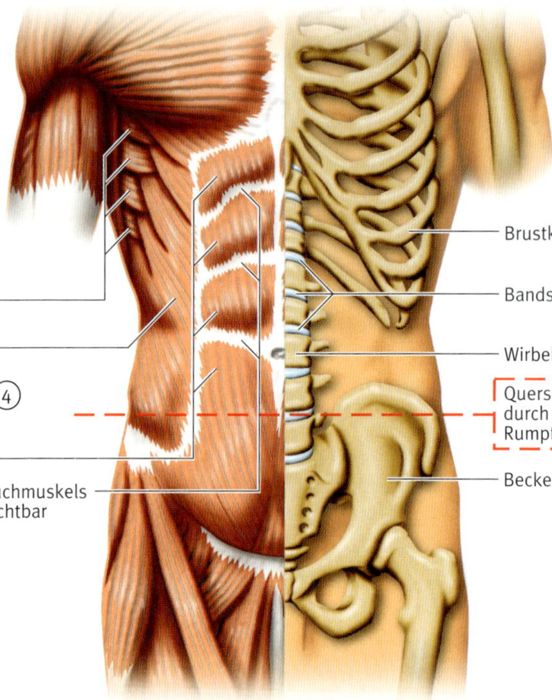

Querschnitt durch die Rumpfwand
(Ansicht von oben)

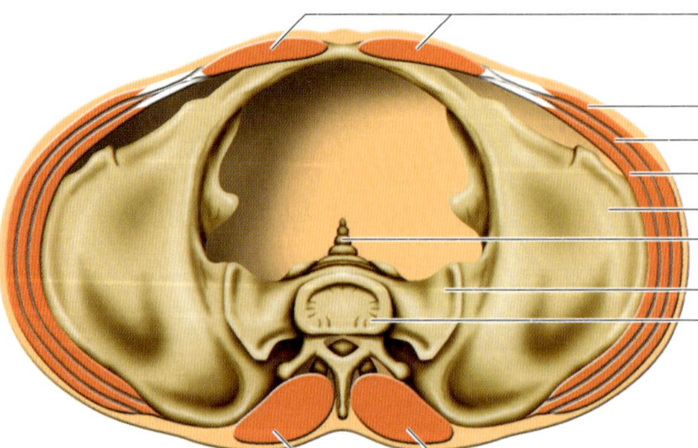

Bauch und Taille – Anatomie und Übungen

Wenn man sich in den Studios dieser Welt umhört, drehen sich die meisten Männergespräche um das richtige Bauchtraining. Im Mittelpunkt steht hier der gerade Bauchmuskel, terminologisch korrekt der »musculus rectus abdominis«, umgangssprachlich der Waschbrettbauch oder Sixpack. Er gehört zu einem gut trainierten Oberkörper dazu wie das Gelbe zum Ei. Noch wichtiger als die Optik ist allerdings seine stabilisierende Funktion zusammen mit den inneren und äußeren schrägen und den queren Bauchmuskeln. Das »Kraftzentrum«, wie viele Kollegen es bezeichnen, wird komplett, wenn man die unteren Rücken- und Beckenbodenmuskeln hinzuzählt. Nur wenn all diese Muskeln ausgewogen trainiert sind, ist eine optimale Kraftentfaltung in Sport und Alltag möglich. Ist die genannte Muskulatur schwach, sind Ausweichbewegungen die Folge, die Trainingsqualität leidet und im schlimmsten Fall nimmt die Wirbelsäule Schaden. Ein austrainiertes Kraftzentrum fördert also eine gute Haltung, entlastet den Rücken bei allen Aktivitäten und wird besonders dann immer wichtiger, wenn unsere Trainingsgewichte im Laufe unserer Trainingszeit ansteigen. Konzentrieren Sie sich deshalb nicht nur auf den geraden Bauchmuskel, sondern auf alle Anteile – dann sind Sie in der Balance.
Oft wird davon gesprochen, den »unteren« und »oberen« Bauch zu trainieren. Die meisten meinen damit wahrscheinlich die einzelnen Abschnitte des Rectus. Er ist nämlich ein einziger langer gerader Muskel ①, der aus mehreren Muskelbäuchen besteht. Die oberen sechs sind hierbei wesentlich kleiner als die untersten zwei (siehe Grafik links). Die Bäuche sind durch sehnige Querleisten voneinander »getrennt«. Diese Unterteilung lässt den gesamten Muskel als »Sixpack« erscheinen. Jeden einzelnen Abschnitt kann man gezielt trainieren, und zwar mit den einfachen »Basic-Crunches« (Seite 106) und den »Reverse Crunches« (Seite 107). Führen Sie den Basic-Crunch einfach in unterschiedlichen Hubhöhen durch und aktivieren Sie so gezielt die einzelnen Muskelbäuche. Je höher Sie den Rumpf dabei heben, desto tiefer geht die Belastung in Richtung Becken. Den untersten Muskelabschnitt trainieren Sie am besten mit den »Reverse Crunches«.

HINTERGRUND

Einen Sixpack hat jeder von uns. Meistens kann man ihn jedoch nicht richtig ausfindig machen, da eine störende Schicht von Unterhautfett genau über den Bauchmuskeln liegt.

Die Bauchmuskeln liegen insgesamt in drei Schichten übereinander. Am »Querschnitt durch die Rumpfwand« links kann man das gut erkennen. Die äußeren schrägen Bauchmuskeln ② liegen am oberflächlichsten. Darunter liegen die inneren schrägen ③. Am tiefsten liegt der quere Bauchmuskel ④, welcher insbesondere bei der Bauchpresse (Pressatmung) eine entscheidende Rolle spielt. Er kann auch als elastische Bauchbinde angesehen werden, die die Taille schmal macht bzw. hält. Auch wenn Sie husten und dabei den Bauch anspannen, ist er aktiv.

Basic Crunch

Trainierte Muskeln
- Gerader Bauchmuskel
- Innere schräge Bauchmuskeln
- Äußere schräge Bauchmuskeln

In Rückenlage stellen Sie die Beine etwa rechtwinklig und hüftbreit auf den Fersen auf. Die Arme sind seitlich gestreckt und eng am Rumpf, die Handflächen zeigen nach oben. Mit dem Ausatmen ziehen Sie nun Kopf und Brustbein nach oben zur Decke. Hierbei lösen sich die Schulterblätter vom Boden. Währenddessen ziehen die Arme seitlich am Körper nach vorne zu den Füßen. Anschließend wieder senken, jedoch ohne den Kopf am Boden abzulegen.
Halten Sie während der gesamten Übung die Bauchmuskeln angespannt, nicht nur während des Nach-oben-Ziehens. Trainieren Sie im Fluss Ihrer Atmung und stets ohne Schwung.
Etwas schwieriger ist es, wenn die Hände im Nacken gehalten werden. (Nicht am Kopf ziehen!) Noch intensiver wird die Übung, wenn die Arme gestreckt nach hinten gehalten werden und Sie den Kopf bei geschlossenen Händen in die Oberarme legen.

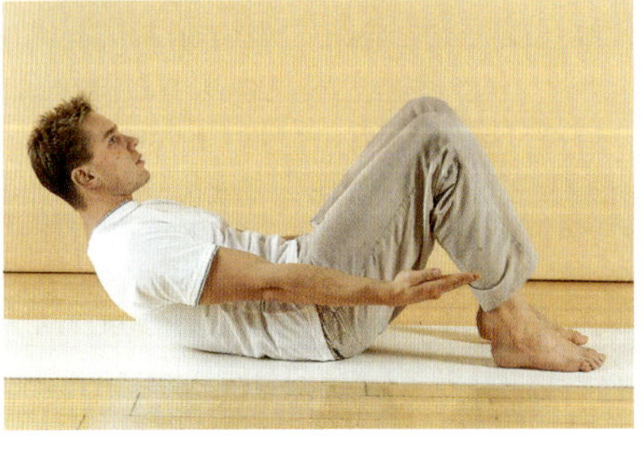

Schräger Crunch mit Abrollhilfe

Trainierte Muskeln
- Innere schräge Bauchmuskeln
- Äußere schräge Bauchmuskeln
- Gerader Bauchmuskel

Legen Sie sich auf den Rücken, den Kopf auf das Polster des Gerätes. Halten Sie die Griffbügel locker mit beiden Händen, die Ellbogen sind entspannt. Nehmen Sie Knie und Füße eng zusammen und lassen Sie sie auf eine Seite kippen. Mit dem Ausatmen heben Sie Kopf, Nacken und Schultern vom Boden ab, indem Sie der Bewegungskurve des Gerätes folgen. Kopf auf dem Polster liegen lassen und nicht mit den Armen drücken!
Anschließend senken Sie den Rumpf in die Ausgangsposition zurück, jedoch ohne das Kopfpolster vollständig abzulegen.
Drücken Sie nicht auf den Bügel, den Sie mit den Händen locker umfassen. Die Bewegung muss aus der Bauchmuskulatur herauskommen. Selbstverständlich können Sie mit einer Abrollhilfe auch den geraden »Basic-Crunch« durchführen. Versuchen Sie den Bewegungsfluss mit Ihrer Atmung zu koordinieren. Einatmen senken, ausatmen heben. Bauch stets aktiv halten, ohne Schwung trainieren!

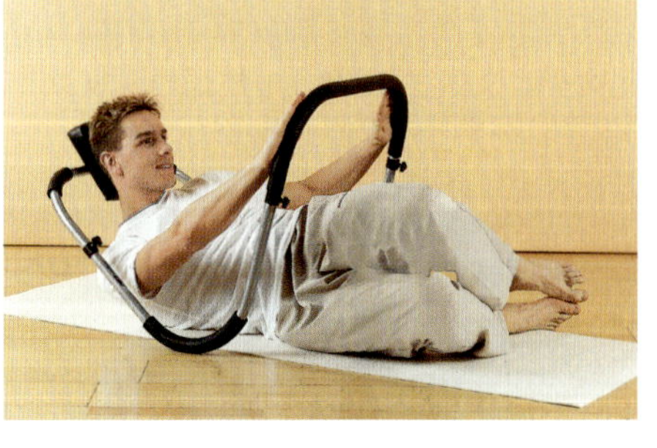

Gerader Crunch an der Maschine

Trainierte Muskeln
- Gerader Bauchmuskel
- Innere schräge Bauchmuskeln
- Äußere schräge Bauchmuskeln

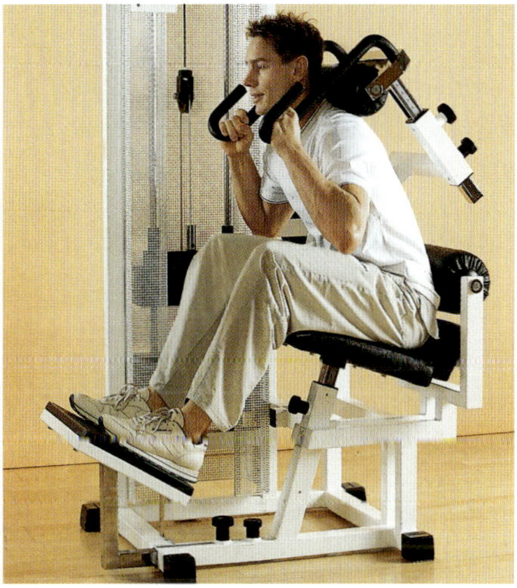

Setzen Sie sich in das Gerät und stellen Sie alle Polster und Hebelarme auf Ihre Körpergröße ein. Fassen Sie vorhandene Handgriffe entsprechend Ihrer Funktion. Mit dem Ausatmen und einer aktiv angespannten Bauchmuskulatur wird nun eine gewisse Einrollbewegung des Rumpfes/des Körpers entsprechend der Bewegungskurve des Gerätes vollzogen, die jedoch nicht durch den Zug der Arme durchgeführt werden soll. Konzentrieren Sie sich darauf, dass, egal auf welchen Maschinentyp Sie treffen werden, die Hauptaktivität aus der Bauchmuskulatur heraus geschieht.
Atmen Sie regelmäßig und führen Sie die Bewegung ohne Schwung durch!

Reverse Crunch

Trainierte Muskeln
- Gerader Bauchmuskel
- Innere schräge Bauchmuskeln
- Äußere schräge Bauchmuskeln

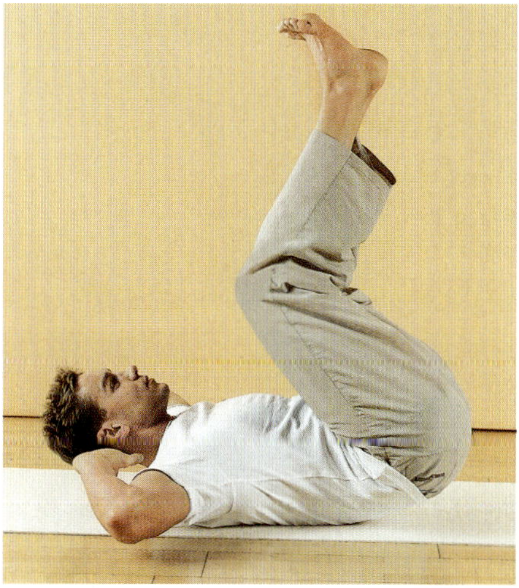

In Rückenlage heben Sie beide Beine angewinkelt vom Boden ab. Verschränken Sie die Arme hinter dem Kopf. Mit dem Ausatmen führen Sie eine kontrollierte Roll-Hebebewegung mit dem Becken nach oben in Richtung Decke durch. Hierbei bewegen sich die Knie auch etwas zum Brustkorb hin. Kopf und Arme sind etwas abgehoben. Anschließend senken Sie das Becken langsam ab, ohne dass es dabei ganz am Boden abgelegt wird. Etwas schwieriger wird es, wenn Sie die Beine nach oben hin ausstrecken und sich auf die Bewegung des Beckens nur nach oben zur Decke hin konzentrieren. Auch wenn es anfangs etwas schwer fällt, versuchen Sie ohne Schwung zu trainieren!

Käfer Crunch

Trainierte Muskeln
- Gerader Bauchmuskel
- Innere schräge Bauchmuskeln
- Äußere schräge Bauchmuskeln

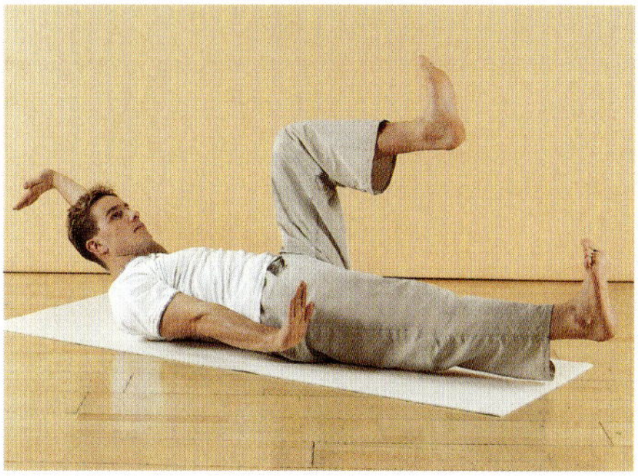

In Rückenlage heben Sie zunächst beide Beine angewinkelt an, die Knie befinden sich über den Hüftgelenken. Halten Sie beide Arme gestreckt und seitlich am Rumpf. Kopf und Schultern sind vom Boden abgehoben, der Bauch aktiv und die Lendenwirbelsäule nach unten auf den Boden gedrückt. Mit dem nächsten Ausatmen drücken Sie das rechte Bein vom Körper weg und strecken den linken Arm lang nach hinten. Einatmen und Bein und Arm wieder zur Mitte führen. Mit dem nächsten Ausatmen auf der anderen Seite wiederholen. Führen Sie die Bewegung mit dem Rhythmus Ihrer Atmung durch. Halten Sie während der Übung den Bauch stets aktiv und den unteren Rücken fest auf dem Boden. Je tiefer das gestreckte Bein Richtung Boden gesenkt wird, desto schwieriger wird es, die Lendenwirbelsäule auf der Matte zu halten. Wenn sich der untere Rücken vom Boden löst, das gestreckte Bein höher halten.

Seitlicher Beckenlift

Trainierte Muskeln
- Innere schräge Bauchmuskeln
- Äußere schräge Bauchmuskeln
- Viereckiger Lendenmuskel
- Seitliche Hüftmuskeln

Legen Sie sich seitlich auf eine Matte, stützen Sie den Oberkörper mit dem unteren Arm ab. Knie und Füße liegen übereinander und sind nach hinten angewinkelt. Knie, Becken und Schultern befinden sich in einer Linie. Die freie Hand liegt auf dem Oberschenkel und kann für ein intensiveres Training eine Kurzhantel halten. Mit dem Ausatmen heben Sie das Becken an, ohne mit dem Rumpf nach vorn oder hinten zu kippen. Anschließend langsam wieder senken, jedoch ohne das Becken ganz am Boden abzugelegen.
Gestalten Sie die Übung wesentlich intensiver, indem Sie die Beine ausstrecken und statt der Knie die Füße am Boden ablegen. Sie können weiterhin die höchste Position des Beckens (maximale Kontraktion) 2 bis 3 Sekunden halten, bevor Sie es wieder nach unten senken. Üben Sie ohne Schwung für maximalen Trainingserfolg!

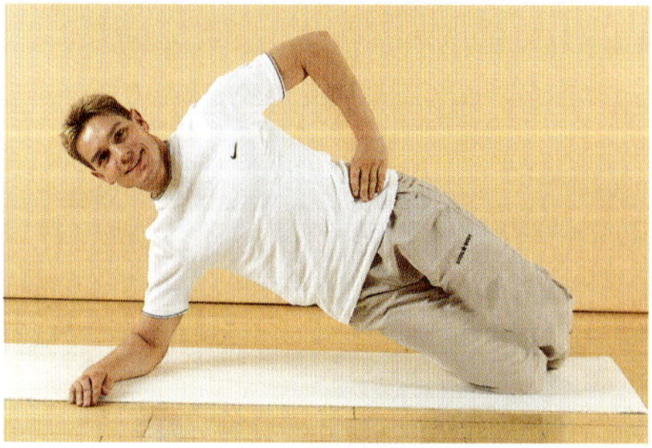

Beinheben am Reck

Trainierte Muskeln
- Gerader Bauchmuskel
- Innere schräge Bauchmuskeln
- Äußere schräge Bauchmuskeln

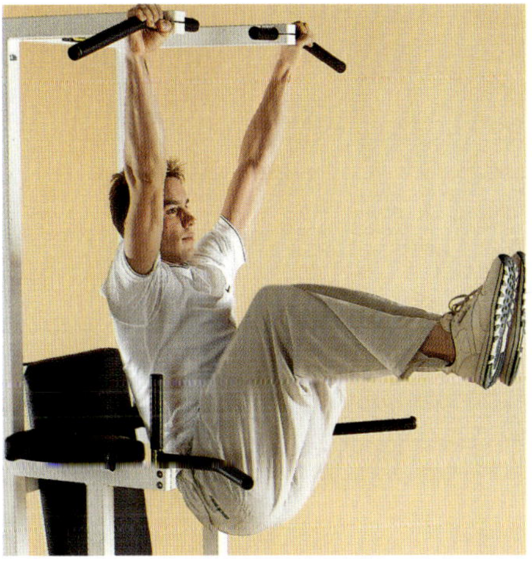

Eine gute Übung für Fortgeschrittene. Konzentrieren Sie sich bei dieser Übung voll auf die Aktivierung der unteren Bauchmuskeln! Greifen Sie die Stange mit Obergriff und lassen Sie die Beine mit leicht gebeugten Knien hängen. Mit dem Ausatmen heben Sie beide Knie nach oben zur Brust. Oben angekommen versuchen Sie nun, das Schambein weiter nach oben zur Decke zu ziehen. Hierbei wird der untere Rücken rund. Auch wenn's schwer ist – ohne Schwung ausführen! Anschließend Schambein und Beine langsam wieder absenken.

WICHTIG

Die Übung »Beinheben am Reck« wird erst vollständig, wenn Sie tatsächlich das Schambein ein Stück zur Decke ziehen! Wenn Sie nur die Knie zur Brust ziehen, beanspruchen Sie ausschließlich die Hüftbeuger, was nicht Sinn und Zweck dieser Übung ist. Wenn Sie ein spezielles Gerät vor Ort haben, bei dem man an einem Polster den Rücken abstützen kann, verwenden Sie dieses. Auch hier gilt: Becken vom Polster wegziehen und nicht nur die Beine heben! Erst dann werden die Bauchmuskeln im unteren Bereich dynamisch aktiviert und effektiv beansprucht.

Dehnung Bauchmuskulatur
Legen Sie sich mit dem Rücken flach auf den Boden. Arme über dem Kopf nach hinten strecken, Beine lang. Ziehen Sie nun den ganzen Körper in die Länge. Um die Dehnung des geraden Bauchmuskels zu verstärken, können Sie den Bauch bzw. den Bauchnabel fest nach innen ziehen.

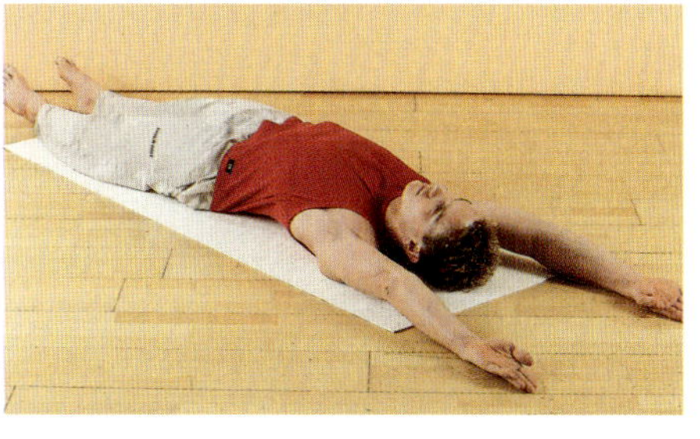

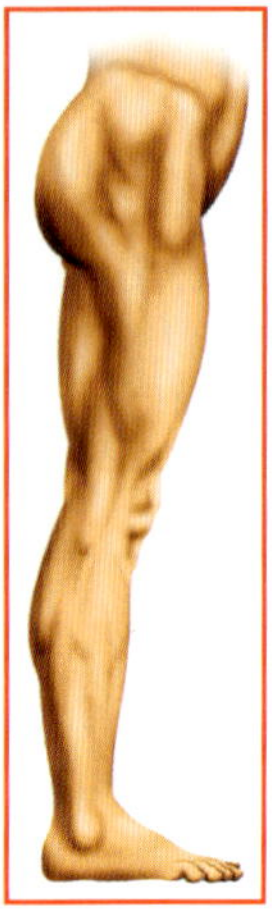

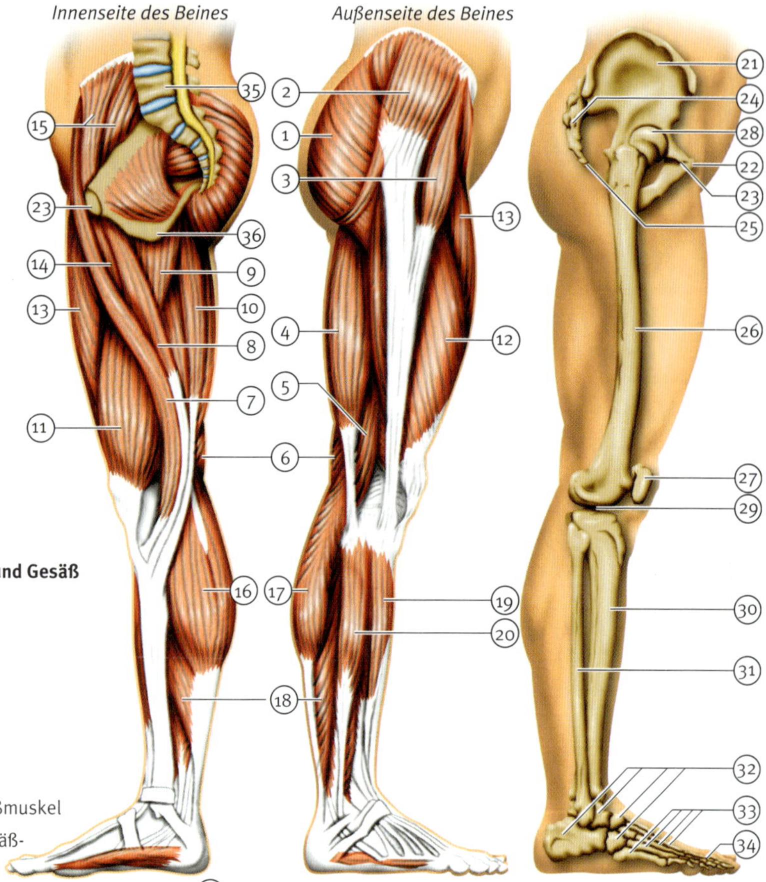

Anatomie Beine und Gesäß

1. großer Gesäßmuskel
2. mittlerer Gesäßmuskel
3. Schenkelbindenspanner
4. langer Kopf des zweiköpfigen Schenkelmuskels
5. kurzer Kopf des zweiköpfigen Schenkelmuskels
6. Plattsehnenmuskel
7. Schneidermuskel
8. schlanker Muskel
9. großer Schenkelanzieher
10. Halbsehnenmuskel
11. innerer Schenkelmuskel
12. äußerer Schenkelmuskel
13. gerader Schenkelmuskel
14. langer Schenkelanzieher
15. Lenden-Darmbein-Muskel
16. innerer Kopf des Zwillingswadenmuskels
17. äußerer Kopf des Zwillingswadenmuskels
18. Schollenmuskel
19. vorderer Schienbeinmuskel
20. langer Wadenbeinmuskel
21. Darmbeinschaufel
22. Schambeinfuge
23. Schambein
24. Kreuzbein
25. Steißbein
26. Oberschenkelknochen
27. Kniescheibe
28. Hüftgelenk
29. Kniegelenk
30. Schienbein
31. Wadenbein
32. Fußwurzelknochen
33. Mittelfußknochen
34. Zehenknochen
35. Lendenwirbelsäule
36. Sitzbeinknochen

Beine, Hüfte und Gesäß – Anatomie und Übungen

Beim anatomischen Segment »Beine, Hüfte und Gesäß« treffen wir auf das gleiche Problem wie bei den Bauch- und Brustmuskeln: Viel zu oft wird nur das intensiv trainiert, was man von vorne im Spiegel betrachten kann. Gerade die vorderen Oberschenkelmuskeln – insbesondere der vierköpfige Schenkelstrecker, bestehend aus geradem Schenkelmuskel, äußerem Schenkelmuskel, innerem Schenkelmuskel und mittlerem Schenkelmuskel – sind im Verhältnis zu den beinbeugenden Muskeln auf der Rückseite und den Gesäßmuskeln häufig zu stark. Da einige dieser Muskeln vom Becken zum Oberschenkelknochen verlaufen, also über das Hüftgelenk, kann aufgrund dieses muskulären Ungleichgewichts das Becken nach vorne kippen. Es entsteht ein Hohlkreuz. Mit der Folge, dass die Wirbelsäule über ihre gesamte Länge aus der Balance geraten kann, insbesondere dann wenn muskuläre Dysbalancen auch im Rumpf auftreten. Das Ziel muss also auch hier lauten: Trainiere ausgewogen und achte auf die gleichmäßige Kraftentwicklung der Körpervorder- und -rückseite.

Der vierköpfige Schenkelstrecker (m. quadriceps femoris) ist der kräftigste Muskel im Körper. Er umschließt den Oberschenkelknochen auf der Vorderseite des Oberschenkels. Alle vier Anteile treffen sich oberhalb des Knies, münden in eine starke Sehne, welche über die Kniescheibe zieht und am Schienbein ansetzt. Seine Hauptfunktion besteht darin das Kniegelenk aus der gebeugten Stellung heraus zu strecken. Diese Streckbewegung ist bei fast allen Bewegungen des Menschen beteiligt. Ein sehr kräftiger Anteil des vierköpfigen Schenkelmuskels, der gerade Schenkelmuskel, läuft auch über das Hüftgelenk, weshalb er auch an der Hüftbeugung beteiligt ist und auf die Beckenstellung Einfluss nimmt.

Am besten trainiert man den Quadrizeps mit den Kniebeugen. Aber Vorsicht: Nimmt man ihn zu hart ran, können unangenehme Schmerzen im Bereich der Kniescheibe die Folge sein. Besonders wer sehr tiefe Kniebeugen mit schweren Gewichten absolviert, ist betroffen.

Die Beugemuskeln des Beines liegen an der Rückseite des Oberschenkels. Man bezeichnet sie auch als »ischiocrurale Muskulatur«. Sie sind die Gegenspieler der Streckmuskulatur und im Allgemeinen erheblich verletzungsanfälliger als die Strecker. Sie gehören zu den tonischen Muskeln und neigen deutlich zur Verkürzung, weshalb oft ein muskuläres Ungleichgewicht zwischen Beugern und Streckern entsteht. Aufgrund dieser außerordentlichen Neigung zur Verkürzung und der normalerweise schwächeren Entwicklung ist es besonders wichtig, dass die Beuger regelmäßig gedehnt werden (siehe Übung Seite 120) und dass auf ein ausgewogenes Training sowohl für die Streck- als auch für die Beugemuskulatur geachtet wird, damit vorhandene Dysbalancen nicht weiter forciert werden.

Der große Gesäßmuskel ist einer der wichtigsten Hüftmuskeln. Er bestimmt entscheidend die Stellung des Beckens. Da er zur Abschwächung neigt (phasischer Muskel), muss er (nicht nur einer knackigen Form zuliebe) regelmäßig trainiert und gekräftigt werden.

Ausfallschritt

Trainierte Muskeln
- Vierköpfiger Schenkelstrecker
- Großer Gesäßmuskel

In weiter Schrittstellung sind beide Knie etwa 90° gebeugt. Der vordere Fuß steht vollflächig auf dem Boden, der hintere auf den Zehenspitzen. Das hintere Knie befindet sich knapp über dem Boden. Halten Sie den Rücken gerade, kein Hohlkreuz, Beckenbodenmuskeln aktiv. Mit dem Ausatmen drücken Sie sich geradlinig so weit nach oben, bis das vordere Bein fast vollkommen gestreckt ist. Die Trainingsarbeit wird hier fast ausschließlich vom vorderen Bein, insbesondere durch Druck der Ferse in den Boden, absolviert. Anschließend langsam in die tiefe Ausgangsposition zurück. Beide Seiten trainieren!
Erhöhen Sie die Intensität mittels einer Langhantel, die Sie im Nacken halten.

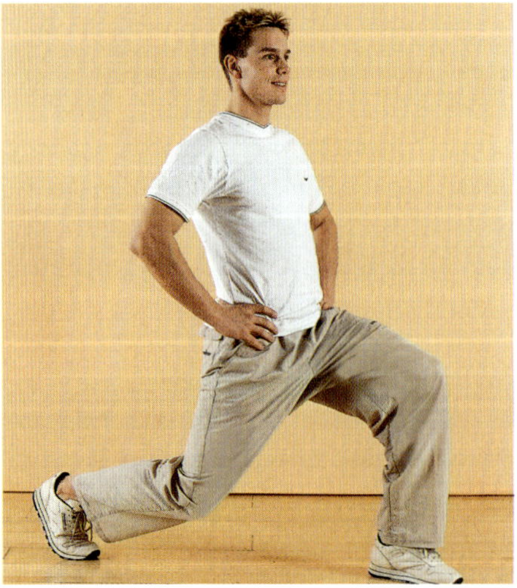

Kniebeuge mit Langhantel

Trainierte Muskeln
- Vierköpfiger Schenkelstrecker
- Großer Gesäßmuskel
- Rückenstrecker

Stehen Sie etwas mehr als schulterbreit in der Grundstellung und halten Sie eine Langhantel im Nacken (nicht auf der Halswirbelsäule). Die Füße stehen parallel zueinander. Aus der Startposition heraus beugen Sie beide Beine etwa 90° und schieben das Gesäß nach hinten, als wollten Sie sich auf einen Stuhl setzen. Gleichzeitig neigt sich auch der Rumpf mit geradem Rücken etwas nach vorn. Knie nicht nach innen fallen lassen!
Mit dem Ausatmen spannen Sie Beckenboden- und Bauchmuskulatur an und drücken das Gewicht nach oben in die Ausgangsposition. Beine in der höchsten Position nicht komplett durchstrecken. Die Technik der Kniebeuge zuerst ohne Zusatzgewicht üben!

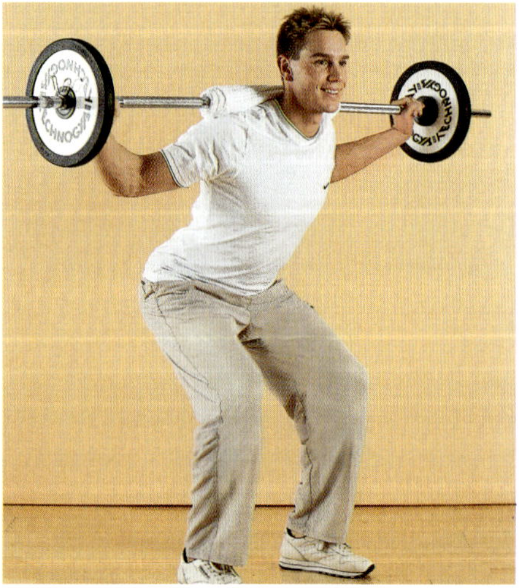

Beinstrecken an der Maschine

Trainierte Muskeln
- Vierköpfiger Schenkelstrecker

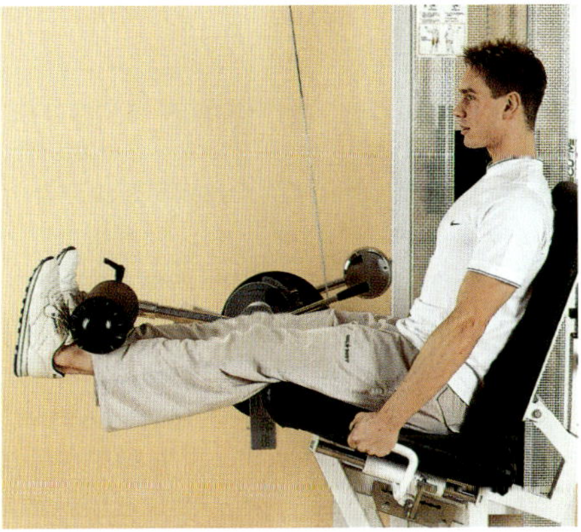

Setzen Sie sich in das Gerät und stellen Sie den Sitz so ein, dass sich die Kniegelenke in gleicher Ebene mit dem Drehgelenk des Hebelarmes vom Gerät befinden. Die Fußrolle liegt in der Beuge zwischen Fuß und Schienbein, die Fußspitzen sind angezogen. Mit dem Ausatmen strecken Sie die Beine gleichmäßig gegen den Widerstand nach oben. Trainieren Sie ohne Schwung und ruckfrei, dann können die Kniegelenke in der höchsten Position der Füße ganz durchgestreckt werden. Kurz halten und anschließend langsam und kontrolliert zurück in die Ausgangsposition. Beine jedoch nicht spannungslos hängen lasssen.
Bei Beschwerden im Kniegelenk Gewicht reduzieren oder nur das obere Drittel der Bewegungskurve durchführen.

Horizontale Beinpresse

Trainierte Muskeln
- Vierköpfiger Schenkelstrecker
- Großer Gesäßmuskel

Beinpressen gibt es in vielen verschiedenen Gerätevariationen. Stehen Ihnen unterschiedliche Modelle zur Verfügung, wechseln Sie sie in regelmäßigen Abständen durch. Bei der horizontalen Beinpresse legen Sie sich auf den Maschinenschlitten. Die Füße sind hüft- bis schulterbreit, vollflächig und parallel auf der Plattform aufgestellt, der Winkel in den Kniegelenken beträgt etwa 90°. Mit dem Ausatmen drücken Sie den Schlitten gleichmäßig gegen den Widerstand nach hinten weg. In der Endposition bleiben die Kniegelenke leicht gebeugt. Anschließend langsam und kontrolliert in die Startposition zurück. Achten Sie stets auf gerade Beinachsen. Um beide Beine isoliert voneinander zu trainieren, können Sie nur mit einem Bein drücken, während der andere Fuß locker auf der Plattform aufgestellt wird.

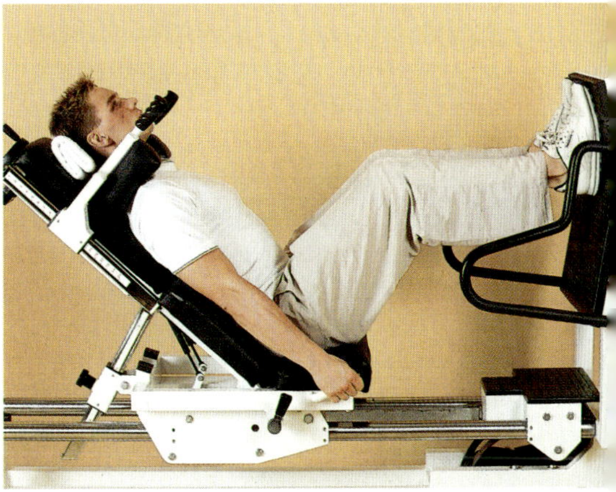

Beinbeugen an der Maschine

Trainierte Muskeln
- Zweiköpfiger Schenkelmuskel

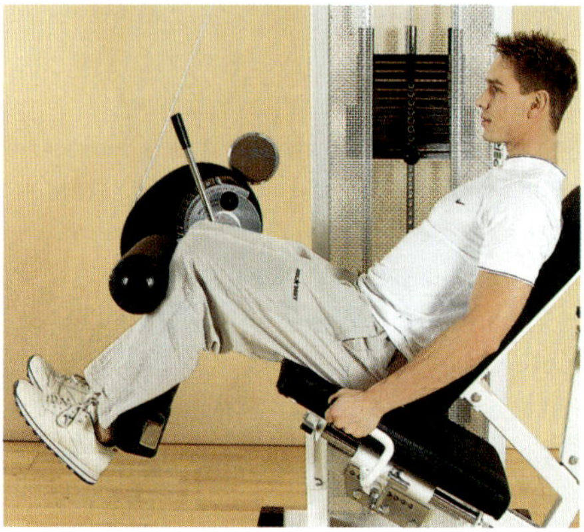

Setzen Sie sich in das Gerät und stellen Sie den Sitz so ein, dass sich die Kniegelenke in gleicher Ebene mit dem Drehgelenk des Hebelarmes vom Gerät befinden. Fixieren Sie die Oberschenkel mit dem entsprechenden Polster, falls vorhanden. Die Fußrolle wird so eingestellt, dass sie sich oberhalb der Fersen und unterhalb des Wadenmuskelbauches befindet. In der Ausgangsstellung sind die Beine fast gestreckt, die Fußspitzen zum Schienbein hin angezogen. Mit dem Ausatmen beugen Sie die Beine unter gleichmäßigem Krafteinsatz so weit wie möglich nach unten. Anschließend langsam in die Startposition zurück.
Es existieren auch Geräte, bei denen man bäuchlings auf einem Polster liegt. Sie trainieren die gleiche Muskelgruppe.

Hüftstrecken in Bauchlage

Trainierte Muskeln
- Großer Gesäßmuskel
- Streckmuskeln des unteren Rückens

Legen Sie sich bäuchlings so auf eine Trainingsbank, dass die Hüftgelenke frei beweglich sind. Halten Sie sich mit den Händen an den Seiten fest, die Stirn zeigt nach unten. In der Startposition sind Hüft- und Kniegelenke gebeugt (Knie nicht am Boden abgelegt), der Bauch etwas angespannt. Damit die Nackenmuskulatur nicht unnötig verkrampft, ziehen Sie die Schulterblätter nach unten in die »Hosentaschen«. Mit dem Ausatmen strecken Sie nun ruckfrei und kontrolliert die Beine nach hinten/oben. Entwickeln Sie das Gefühl, als wollten Sie eine schwere Kiste mit den Fersen nach hinten wegdrücken. Beine und Gesäß fest anspannen, Position kurz halten und anschließend in die Startstellung zurück.
Sie können die Übung intensiver gestalten, indem Sie sich Gewichtsmanschetten um die Fußgelenke schnallen. Etwas leichter dagegen wird es, wenn nur ein Bein nach hinten gestreckt wird, während das andere Knie bzw. der Fuß am Boden bleibt.

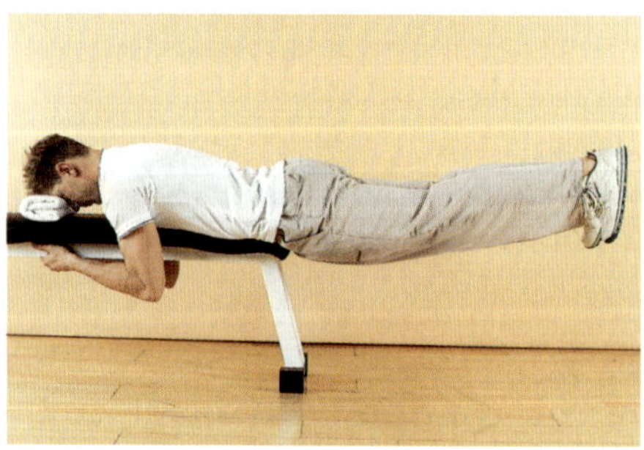

Einbeiniges Hüftstrecken

Trainierte Muskeln
- Großer Gesäßmuskel

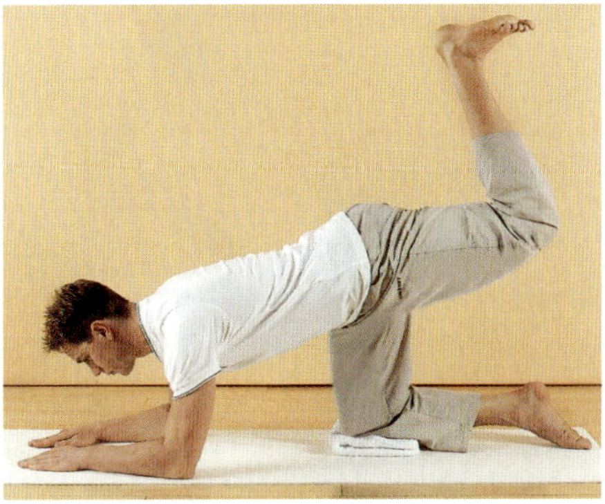

Stützen Sie sich auf Unterarme (Ellbogen genau unter den Schultern) und Knie (Knie genau unter dem Hüftgelenk). Heben Sie ein Bein etwas an und beugen Sie dieses etwa 90°. Mit dem Ausatmen heben Sie nun das Trainingsbein weiter nach oben in Richtung Decke an, und zwar so weit, bis dessen Oberschenkel eine gerade Linie mit dem Rumpf bildet. Kein Hohlkreuz machen, Rumpf stabil halten! Stellen Sie sich vor, Sie haben ein Tablett mit Gläsern auf der Fußsohle stehen. Anschließend ein kleines Stück wieder senken. Führen Sie diese Übung in einem kleinem Bewegungsradius durch. Anschließend die andere Seite trainieren.
Einsteiger trainieren ohne zusätzliche Gewichte. Intensiver wird es mittels einer Fußmanschette und/oder eines Tubes (z. B. Theraband).

Beckenlift

Trainierte Muskeln
- Großer Gesäßmuskel
- Zweiköpfiger Schenkelmuskel
- Halbsehnenmuskel

Legen Sie sich auf den Rücken und stellen Sie ein Bein etwa rechtwinklig auf den Boden. Die Ferse befindet sich unter dem Knie. Legen Sie den anderen Fuß auf den Oberschenkel des aufgestellten Beines nahe dem Knie. Die Arme liegen gestreckt auf der Matte, die Hände in Richtung Fersen, Handflächen auf dem Boden. Halten Sie den Nacken lang, der Blick ist zur Decke gerichtet. Mit dem Ausatmen heben Sie das Becken nach oben. Der Bewegungsimpuls kommt aus der Körpermitte. Oben angelangt kneifen Sie das Gesäß fest zusammen, halten ein bis zwei Sekunden und senken dann das Becken langsam wieder ab, ohne es ganz auf den Boden abzulegen. Halten Sie das Knie des Trainingsbeines in der Linie des gleichseitigen Hüftgelenks, also nicht nach außen fallen lassen. Trainieren Sie beide Seiten!
Die Übung wird etwas leichter, wenn Sie beide Füße auf dem Boden abstellen.

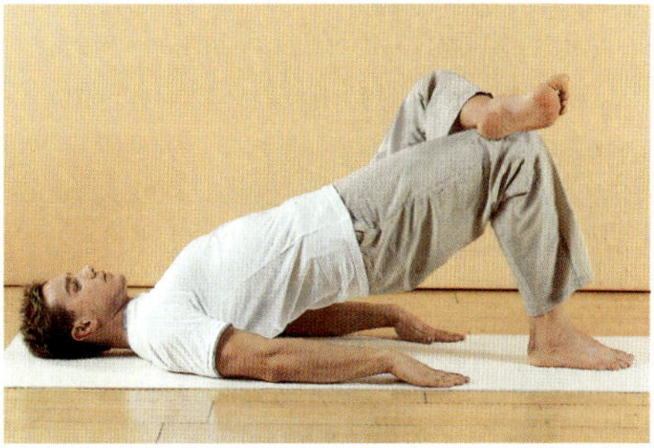

Hüftstrecken am Seilzug

Trainierte Muskeln
- Großer Gesäßmuskel

Stellen Sie sich mit einem Bein stabil auf eine Gewichtsscheibe oder einen Aerobic-Stepper. Um das Fußgelenk des Trainingsbeins binden Sie einen Gelenkriemen. Zu Beginn sind beide Füße auf gleicher Höhe, das Seil schon unter Spannung. Fixieren Sie Ihren Rumpf, indem Sie sich an dem Gerät festhalten (wenn nötig, den Rumpf leicht vorbeugen). Mit dem Ausatmen aktivieren Sie Ihre Körpermitte (siehe Seite 77) und ziehen das gestreckte Trainingsbein nach hinten/oben, der Oberkörper muss währenddessen in seiner stabilen Position bleiben. Halten Sie das Bein kurz und kehren Sie anschließend langsam in die Ausgangsposition zurück. Trainieren Sie dann das andere Bein. Vermeiden Sie die Bildung eines Hohlkreuzes, wenn das Bein nach hinten gehoben wird.

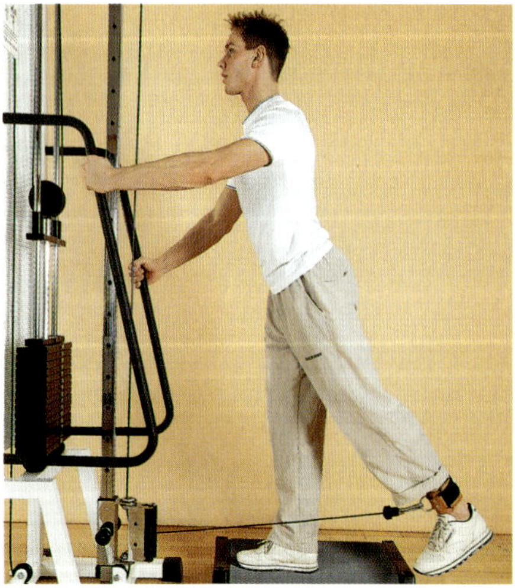

Hüftstrecken an der Maschine

Trainierte Muskeln
- Großer Gesäßmuskel

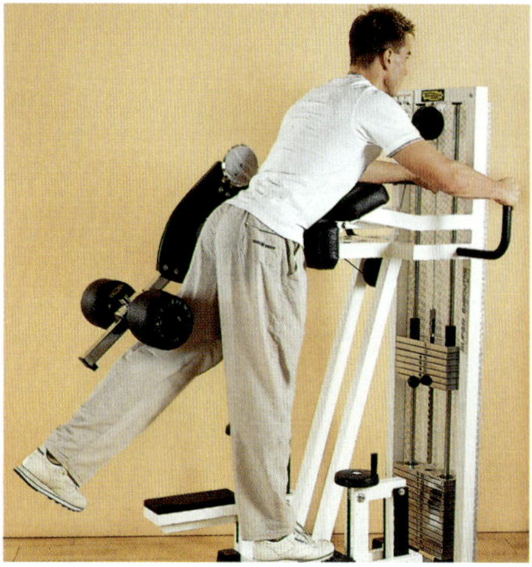

Stellen Sie alle Polster und/oder Plattformen so ein, dass das Hüftgelenk mit der Drehachse des Hebelarmes vom Gerät auf gleicher Höhe ist und Sie den Rumpf gut stabilisieren können. Halten Sie sich an den entsprechenden Griffbügeln fest. Je nach Gerätetyp müssen Sie nun den Fuß des Trainingsbeins auf eine Plattform stellen oder die Kniekehle, wie in unserem Beispiel, auf eine Polsterrolle legen. Entscheidend ist nun die Bewegung, welche bei allen Maschinen gleich ist: Drücken/heben/strecken Sie das Trainingsbein nach hinten durch, jedoch nur so weit, dass Sie nicht in ein Hohlkreuz gehen müssen. Anschließend führen Sie das Bein in die Ausgangsposition zurück.
Führen Sie die Bewegung absolut schwungfrei und kontrolliert aus, um die Lendenwirbelsäule nicht überzubeanspruchen!

Abduktion an der Maschine

Trainierte Muskeln
- Kleiner und mittlerer Gesäßmuskel
- Spanner der Oberschenkelbinde

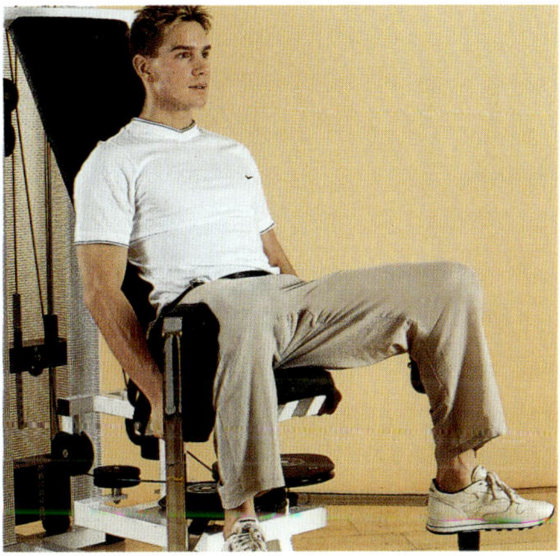

Setzen Sie sich in das Gerät und legen Sie die Beine auf bzw. an die dafür vorgesehenen Polster. Je nach Maschinentyp sind die Kniegelenke hierbei mehr oder weniger stark gebeugt. In der Startposition sind die Beine eng zusammen. Mit dem Ausatmen führen Sie die Beine gleichmäßig und ohne Schwung so weit wie möglich nach außen und anschließend langsam in die Ausgangsposition zurück, jedoch ohne dass die Gewichtsscheiben aufliegen.
Trainieren Sie intensiver, indem Sie sich darauf konzentrieren, dass Sie die Kniegelenke nach außen drücken. Zusätzlich können Sie die Beine 1 bis 2 Sekunden in geöffneter Position halten, bevor Sie sie wieder schließen. Wenn Sie sich an den seitlich angebrachten Griffen festhalten, dann verkrampfen Sie nicht in den Schultern.

Abduktion am Seilzug

Trainierte Muskeln
- Kleiner und mittlerer Gesäßmuskel
- Spanner der Oberschenkelbinde

Stellen Sie sich seitlich zu einer Seilzugmaschine und binden Sie einen Riemen um das Fußgelenk, welches dem Gerät abgewandt ist. Das Seil läuft an der unteren Rolle. Für mehr Stabilität und besseres Gleichgewicht stützen Sie sich am Gerät ab. In der Ausgangsposition sind die Beine geschlossen, der Fuß des Trainingsbeins befindet sich vor dem Fuß des Standbeins. Mit dem Ausatmen spreizen Sie das Trainingsbein vom Körper ab, ohne dass Sie dabei die stabile Haltung des Oberkörpers verändern. Kehren Sie anschließend langsam in die Startposition zurück.
Trainieren Sie über den kompletten Bewegungsradius ohne Schwung! Statt der Seilzugmaschine können Sie auch eine so genannte »Pendelmaschine« verwenden.

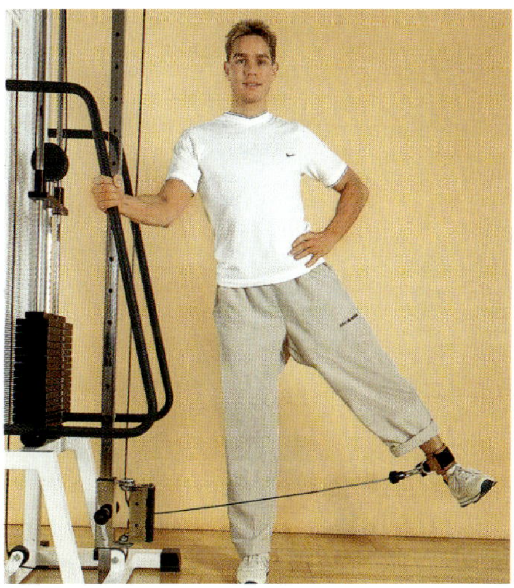

Adduktion an der Maschine

Trainierte Muskeln
➤ Alle Muskeln an der Oberschenkelinnenseite, welche nach oben zum Becken verlaufen

Setzen Sie sich in die Maschine und legen Sie die Beine auf die dafür vorgesehenen Polster. Die Geräte sind meist mit einem Hebel ausgestattet, welcher die beiden Beinauflagen etwas weiter nach vorne bringen und somit den Einstieg erleichtert. In der Startposition sind die Beine weit geöffnet. Mit dem Ausatmen führen Sie beide Beine gegen den Widerstand gleichmäßig zur Mitte, bis sich die Polster berühren. Halten Sie kurz und öffnen Sie die Beine anschließend langsam und kontrolliert in die Anfangsstellung. Die Übungen »Abduktion« und »Adduktion« zählen eigentlich zu den klassischen Frauenübungen. Doch liebe Männer, auch Ihr habt dort Muskeln, die trainiert sein wollen!

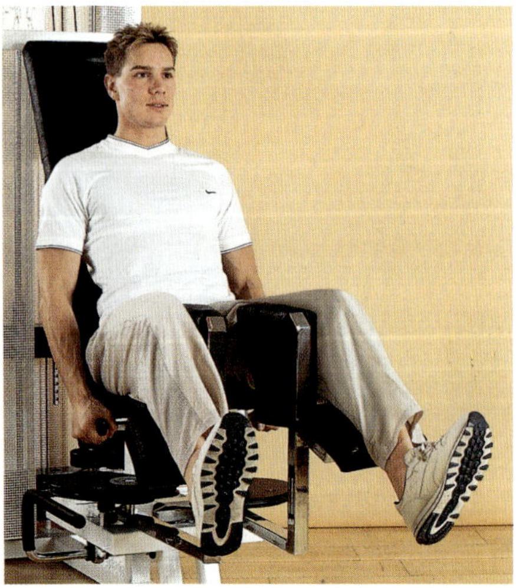

Adduktion am Seilzug

Trainierte Muskeln
➤ Alle Muskeln an der Oberschenkelinnenseite, welche nach oben zum Becken verlaufen

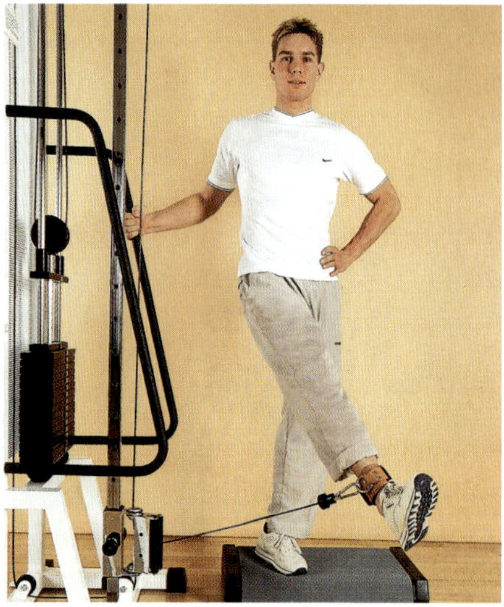

Wie bei der Übung »Abduktion am Seilzug« auf Seite 117 stellen Sie sich seitlich zur Maschine. Der Fußriemen ist diesmal am maschinenzugewandten Bein. Halten Sie sich mit einer Hand am Gerät fest, Schultern und Hüften zeigen gerade nach vorn. Mit dem Ausatmen ziehen Sie das arbeitende Bein vor dem Standbein vorbei. Die Position des Rumpfes bleibt währenddessen stabil. Kehren Sie nun langsam in die Ausgangsposition zurück, jedoch nur so weit, dass die Gewichtsscheiben nicht aufliegen. Sie können die Übung auch am so genannten »Beinpendel« ausführen. Der Vorteil: Meist wird der Bewegungsradius für das Bein größer.

Wadenheben im Stehen

Trainierte Muskeln
- Zwillingswadenmuskel
- Schollenmuskel

Stellen Sie sich mit einem Bein auf eine stabile Erhöhung (z. B. einen Aerobic-Stepper). Setzen Sie nur den Zehenballen auf, die Ferse ist hinten frei. Halten Sie das freie Bein angewinkelt neben dem Trainingsbein, dessen Ferse Sie zu Beginn tief absenken. (Nicht abrutschen!) Mit dem Ausatmen drücken Sie Ihr Körpergewicht gleichmäßig und ohne impulsartigen Schwung so hoch wie möglich auf die Zehenspitzen. Halten Sie dort kurz an und senken Sie die Ferse anschließend langsam wieder ab. Lassen Sie das Trainingsbein stets ganz gestreckt.

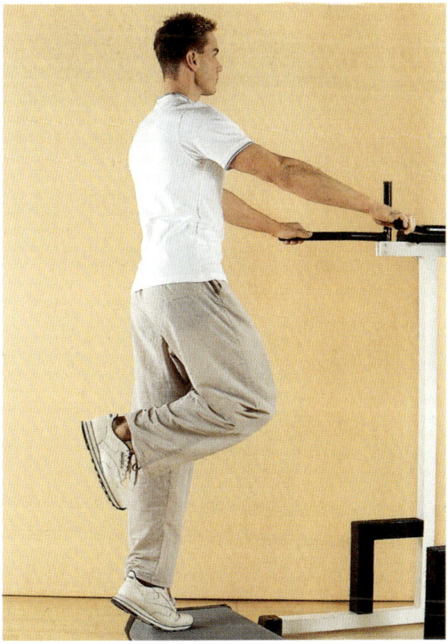

Wadenheben im Sitzen

Trainierte Muskeln
- Schollenmuskel
- Zwillingswadenmuskel

Setzen Sie sich in das Gerät, stellen Sie die Fußballen auf die Querstrebe, die Fersen sind frei. Platzieren Sie das entsprechende Oberschenkelpolster nahe Ihrer Knie. Sitzen Sie aufrecht und stabil. Zu Beginn sind die Fersen tief. Mit dem Ausatmen drücken Sie beide Fersen so weit wie möglich nach oben in den Ballenstand. Achten Sie hierbei auf eine gleichmäßige Aktivität der linken und rechten Wade. Halten Sie oben kurz und senken Sie die Fersen anschließend in die Ausgangsposition zurück.
Zu Beginn Ihrer Krafttrainingskarriere kann es möglich sein, dass die Wadenmuskeln beim Absenken der Fersen etwas zittern. Üben Sie regelmäßig und dies wird bald vergehen.

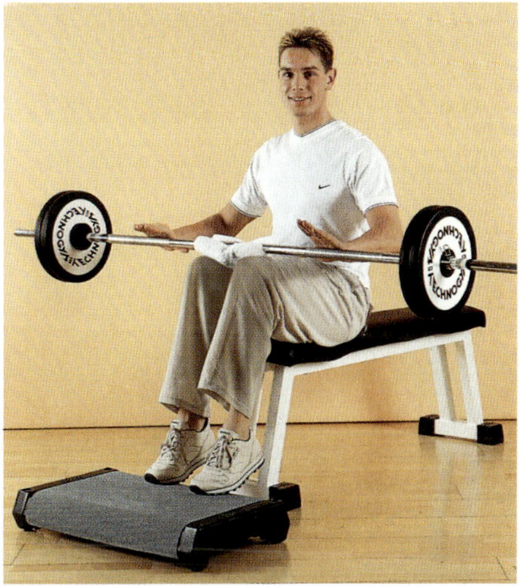

Dehnung vierköpfiger Schenkelstrecker und Hüftmuskeln vorne
In Seitlage auf dem Boden das untere Bein anwinkeln. Das obere Bein nach hinten beugen, Fußgelenk fassen und Ferse zum Gesäß ziehen. Zusätzlich das Schambein nach vorne ziehen. Kopf entspannt liegen lassen, Schultern und Nacken entspannen.

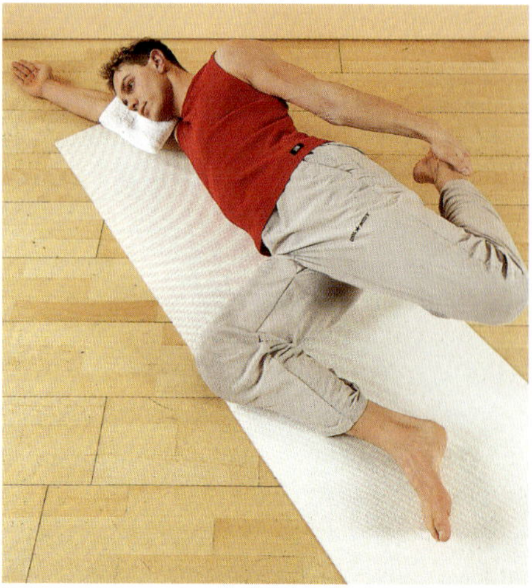

Dehnung Wadenmuskulatur
Stellen Sie sich auf eine Stufe. Die Ferse des zu dehnenden Beines langsam und kontrolliert absenken, das Trainingsbein dabei gestreckt lassen, das Standbein entsprechend beugen.

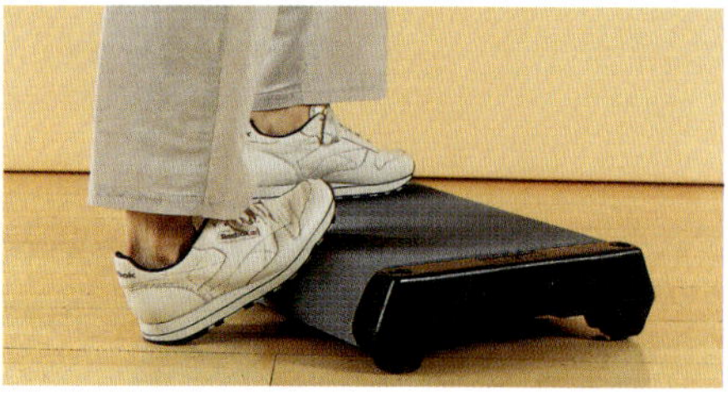

Dehnung zweiköpfiger Schenkelmuskel
Legen Sie sich auf eine Matte, rechtes Bein auf dem Boden aufstellen. Linkes Bein gestreckt nach oben. Um die Fußsohle ein zusammengerolltes Handtuch legen und das Bein damit vorsichtig zum Körper ziehen. Arme gestreckt und Schultern entspannt.

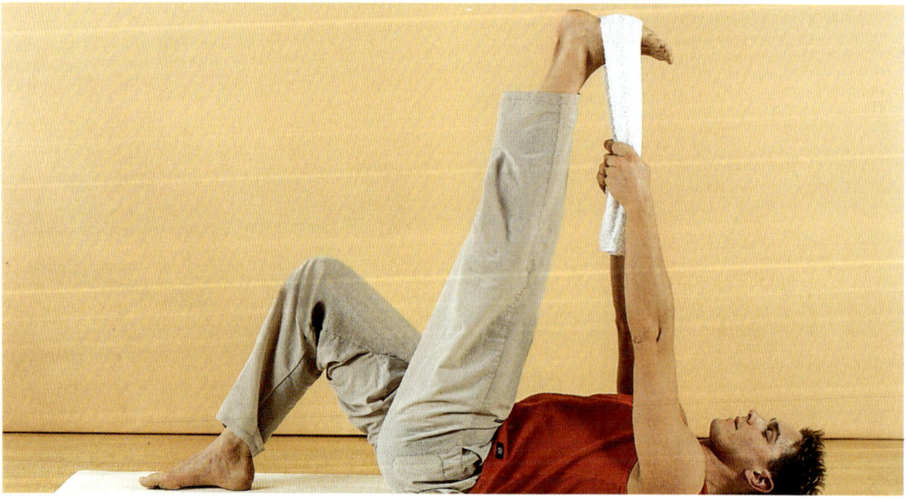

Dehnung Abduktorengruppe

Gerade auf dem Boden sitzen, rechtes Bein neben das linke stellen. Der rechte Arm stützt den Rumpf, Brustbein nach oben ziehen, Oberkörper nach rechts drehen. Der linke 4Ellbogen stützt das rechte Bein und zieht es an den Brustkorb heran. Beide Gesäßhälften fest am Boden lassen.

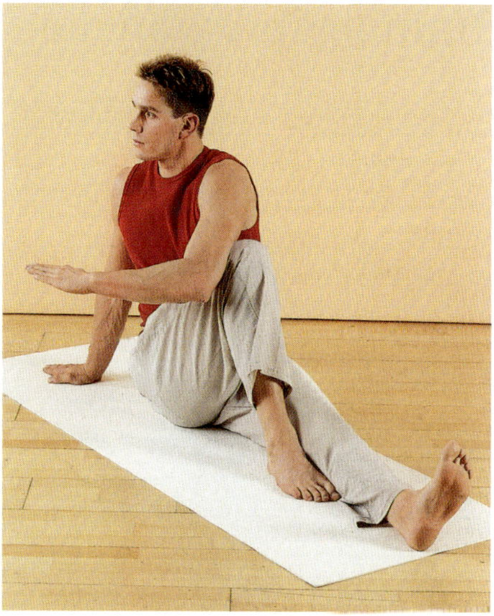

Dehnung Gesäßmuskulatur

In Rückenlage rechtes Knie über die Hüfte heben und linken Fuß auf dem rechten Oberschenkel ablegen. Rechte Kniekehle mit beiden Händen umfassen und zum Oberkörper ziehen. Sie spüren die Dehnung im linken Gesäßmuskel. Auf der anderen Seite wiederholen.

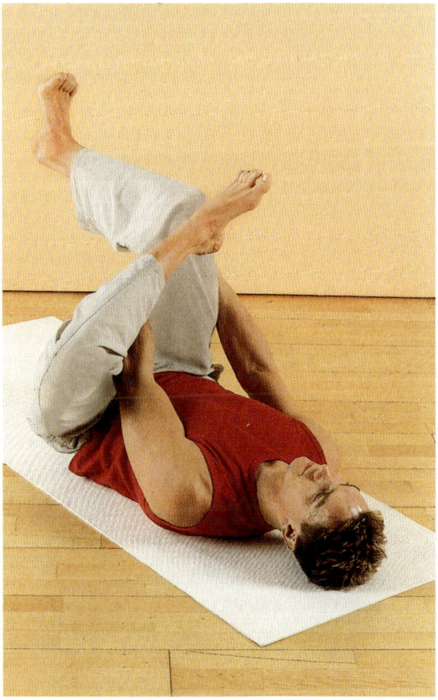

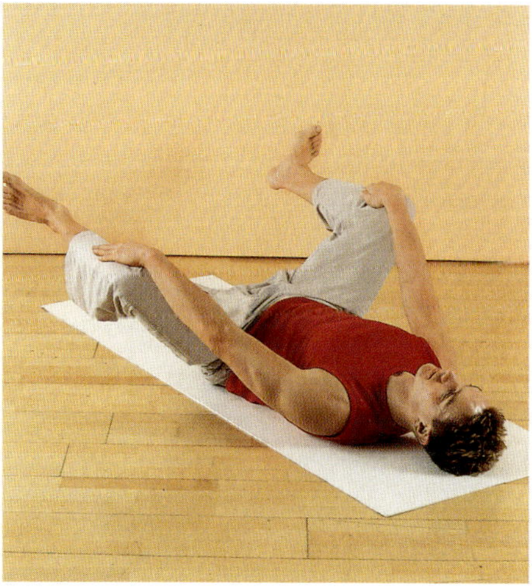

Dehnung Adduktorengruppe

In Rückenlage beide Beine angewinkelt heben, Knie über dem Becken. Beine soweit öffnen, bis ein Ziehen an den Innenseiten der Oberschenkel zu spüren ist. Helfen Sie sich mit den Händen. Hohlkreuz vermeiden!

Trainingsprogramme

Einsteiger Basistraining I	
Trainingsdaten: Ganzkörpertraining, Einsatztraining, jede Übung 15 WH, Intensität 30 % F_{max}, Satzpausen entstehen automatisch durch den Gerätewechsel, Trainingshäufigkeit 2–3-mal pro Woche	
Übung	**Seite**
1. Weiter Klimmzug an der Maschine	82
2. Rumpfheben auf der Matte	84
3. Backfly mit Gummizug	90
4. Schrägbankdrücken mit Langhantel	102
5. Basic Crunch	106
6. Ausfallschritt	112
7. Beinbeugen an der Maschine	114
8. Wadenheben im Stehen	119
So geht's nach 2–3 Wochen weiter: Wiederholungen auf 20 erhöhen, Intensität auf 35 % F_{max} erhöhen	
So geht's nach 4–6 Wochen weiter: Wiederholungen auf 30 erhöhen, Intensität auf 40 % F_{max} erhöhen	
So geht's nach 7–10 Wochen weiter: 20–30 WH, Intensität 40 % F_{max}, Zirkeltraining 2 Durchgänge	

Einsteiger Basistraining II	
Trainingsdaten: Ganzkörpertraining, Stations- oder Zirkeltraining nach Wahl, jede Übung 2 Sätze bei gleich bleibendem Gewicht mit 15 WH, Intensität 45 % F_{max}, Satzpausen beim Stationstraining etwa 1 Minute, Trainingshäufigkeit 2–3-mal pro Woche	
Übung	**Seite**
1. Backfly an der Maschine	81
2. Latziehen am Seilzug	83
3. Latrudern an der Maschine	83
4. Rumpfheben auf der Matte	84
5. Seitheben an der Maschine	89
6. Basic Crunch	106
7. Butterfly an der Maschine	102
8. Trizeps Push-down am Seilzug	94
9. Horizontale Beinpresse	113
10. Wadenheben im Stehen	119
So geht's nach 2–3 Wochen weiter: Wiederholungen auf 20 erhöhen, Intensität bleibt 45 % F_{max}	
So geht's nach 4–6 Wochen weiter: Einen Satz mehr pro Übung, 20 WH, Intensität bleibt 45 % F_{max}	
So geht's nach 7–10 Wochen weiter: 3 Sätze, 20 WH, Intensität auf 50 % F_{max} erhöhen	

Aufbautraining Hypertrophie	
Trainingsdaten: Ganzkörpertraining, Stationstraining, jede Übung 2 Sätze mit gleich bleibendem Gewicht mit 8–10 WH, Intensität 60 % F_{max}, 2–3-mal pro Woche mit mindestens 1 Tag Trainingspause	
Übung	**Seite**
1. Backfly mit Kurzhanteln	80
2. Latziehen am Seilzug	83
3. Rückenstrecken auf der Bank	84
4. Seitheben mit Kurzhanteln	88
5. Außenrotation am Seilzug	91
6. Käfer Crunch	108
7. Innenrotation am Seilzug	91
8. Klassischer Liegestütz	100
9. Konzentrations-Curl mit Kurzhantel	93
10. Kniebeuge mit Langhantel	112
11. Beinbeugen an der Maschine	114
12. Wadenheben im Sitzen	119
So geht's nach 2–3 Wochen weiter:	3 Sätze pro Übung, 10–12 WH, Intensität 60 % F_{max}
So geht's nach 4–6 Wochen weiter:	3 Sätze pro Übung, Gewicht von Satz zu Satz leicht erhöhen (stumpfes Pyramidentraining), 10–12 WH, Intensität 60–65 % F_{max}
So geht's nach 7-10 Wochen weiter:	Wechseln Sie einige Übungen aus und absolvieren Sie 3 Sätze pro Übung, Gewicht von Satz zu Satz leicht erhöhen (Pyramidentraining), 10–12 WH, Intensität 65–70 % F_{max}
So geht's nach 11 Wochen weiter:	3–4 Sätze pro Übung, 8–12 WH, stumpfes Pyramidentraining, Intensitäten langsam und behutsam bis maximal 75 % F_{max} erhöhen, das Stationstraining bleibt wie gehabt, alle 6–8 Wochen Übungen sinnvoll austauschen, Trainingsmethoden behutsam und individuell anwenden (siehe ab Seite 44), alle 8–12 Wochen für etwa 1–2 Wochen in das Kraftausdauertraining wechseln (siehe Seite 63). Trainieren Sie mindestens 3-mal pro Woche und halten Sie einen trainingsfreien Tag dazwischen, wenn Sie häufiger trainieren wollen, dann Split-System anwenden (siehe Seite 42). Nach insgesamt etwa einem Jahr kontinuierlichem Training können Sie in das Fortgeschrittenentraining einsteigen (siehe ab Seite 61).

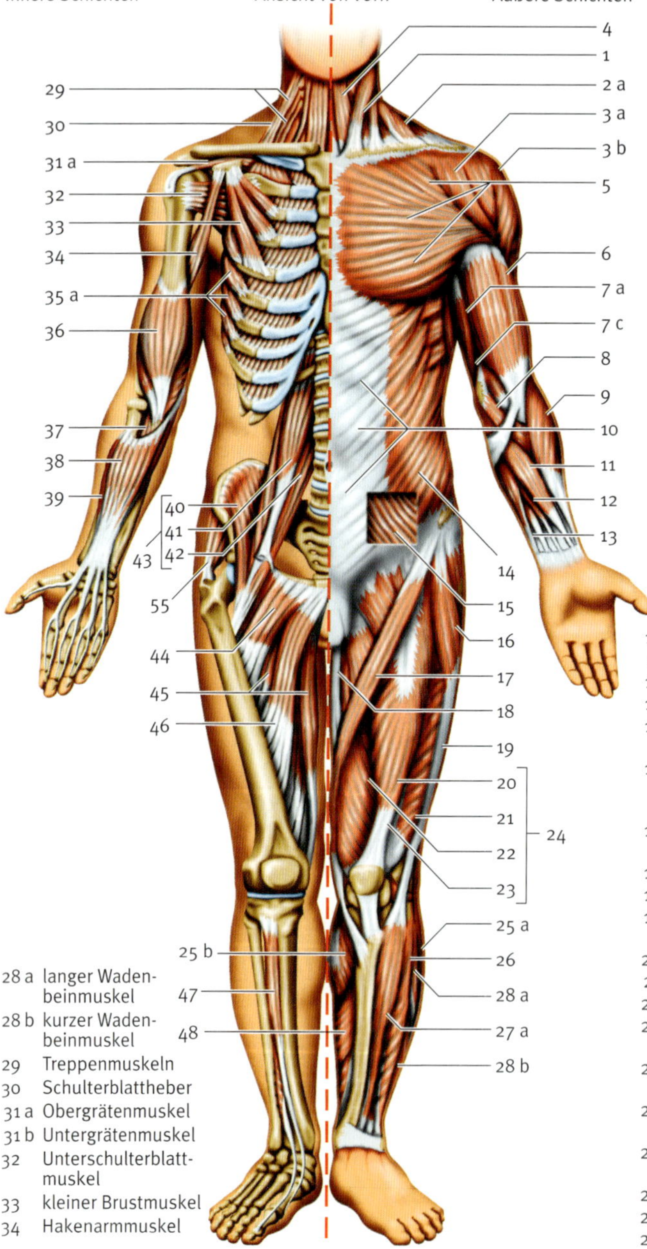

1 Kopfwender
2 a Trapezmuskel, obere Fasern
2 b Trapezmuskel, mittlere Fasern
2 c Trapezmuskel, untere Fasern
3 a Deltamuskel, vordere Fasern
3 b Deltamuskel, mittlere Fasern
3 c Deltamuskel, hintere Fasern
4 Zungenbeinmuskel
5 großer Brustmuskel
6 zweiköpfiger Oberarmmuskel (Bizeps)
7 a dreiköpfiger Oberarmmuskel (Trizeps), langer Kopf
7 b dreiköpfiger Oberarmmuskel (Trizeps), äußerer Kopf
7 c dreiköpfiger Oberarmmuskel (Trizeps), innerer Kopf
8 runder Einwärtsdreher
9 Oberarm-Speichenmuskel
10 gerader Bauchmuskel
11 radialer Handbeugemuskel
12 langer Hohlhandmuskel
13 ulnarer Handbeugemuskel
14 äußerer schräger Bauchmuskel
15 innerer schräger Bauchmuskel (teilweise freigelegt)
16 Spanner der Oberschenkelbinde
17 Schneidermuskel
18 schlanker Muskel
19 Oberschenkelbinde (Sehnenband)
20 gerader Schenkelmuskel
21 äußerer Schenkelmuskel
22 innerer Schenkelmuskel
23 mittlerer Schenkelmuskel (verdeckt)
24 vierköpfiger Schenkelstrecker
25 a Zwillingswadenmuskel, äußerer Kopf
25 b Zwillingswadenmuskel, innerer Kopf
26 langer Zehenstrecker
27 a vorderer Schienbeinmuskel
27 b hinterer Schienbeinmuskel
28 a langer Wadenbeinmuskel
28 b kurzer Wadenbeinmuskel
29 Treppenmuskeln
30 Schulterblattheber
31 a Obergrätenmuskel
31 b Untergrätenmuskel
32 Unterschulterblattmuskel
33 kleiner Brustmuskel
34 Hakenarmmuskel

35 a vorderer Sägemuskel
35 b hinterer unterer Sägemuskel
36 Armbeuger
37 tiefer Fingerbeuger
38 oberflächlicher Fingerbeuger
39 langer Daumenbeuger
40 Darmbeinmuskel
41 kleiner Lendenmuskel
42 großer Lendenmuskel
43 Hüftlendenmuskel (Iliopsoas)
44 Kammmuskel
45 großer Schenkelanzieher (tief liegend)
46 langer Schenkelanzieher
47 vorderer Schienbeinmuskel
48 Schollenmuskel
49 Untergrätenmuskel
50 kleiner runder Armmuskel
51 großer runder Armmuskel
52 breiter Rückenmuskel
53 a langer radialer Handstrecker
53 b kurzer radialer Handstrecker
54 a Hand- und Fingerstreckmuskeln, äußere Schicht
54 b Hand- und Fingerstreckmuskeln, tiefe Schicht
55 kleiner Gesäßmuskel
56 mittlerer Gesäßmuskel
57 großer Gesäßmuskel
58 Halbsehnenmuskel
59 a zweiköpfiger Schenkelmuskel, langer Kopf
59 b zweiköpfiger Schenkelmuskel, kurzer Kopf (verdeckt)
60 Plattsehnenmuskel
61 Riemenmuskeln
62 a Rautenmuskel, klein
62 b Rautenmuskel, groß
63 Rückenstrecker
64 viereckiger Lendenmuskel
65 kleiner Gesäßmuskel
66 birnenförmiger Muskel
67 a oberer Zwillingsmuskel
67 b unterer Zwillingsmuskel
68 Kniekehlenmuskel
69 langer Zehenbeuger
70 langer Großzehenbeuger

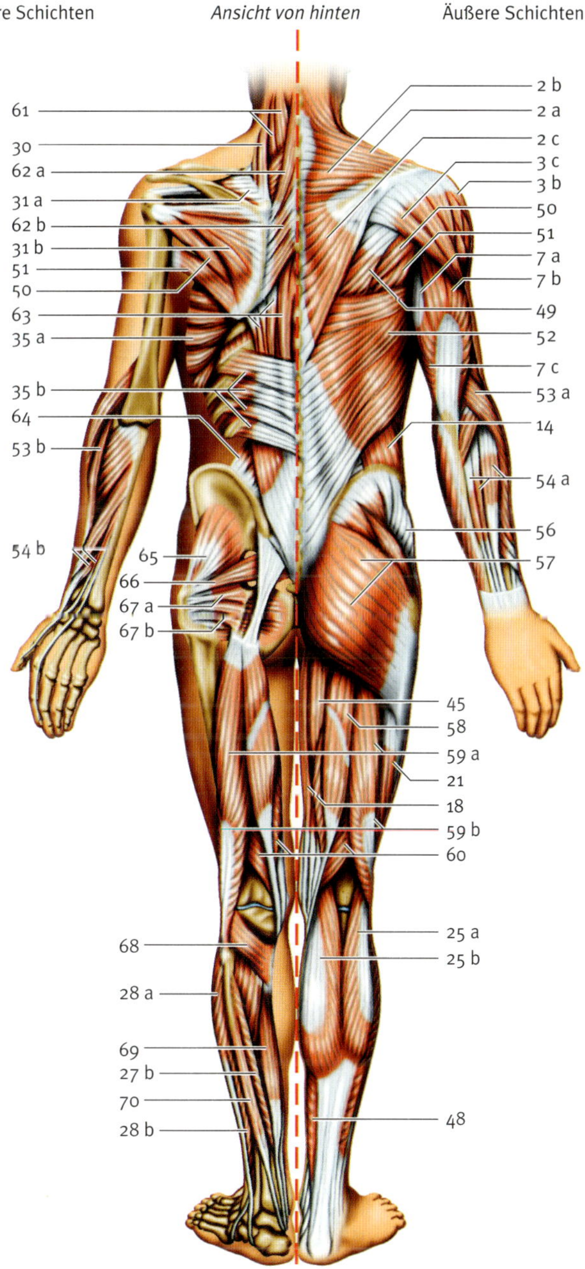

Register

Literatur

Ehlenz, H./Grosser, M./Zimmermann, E.: *Krafttraining,* BLV, München 2003 (7)
Mießner, W. : *Hanteltraining,* BLV, München 2004
Mießner, W.: *Muskeltrainingsbuch,* BLV, München 2004
Mießner, W.: *Richtig sanftes Krafttraining,* BLV, München 2003
Mießner, W.: *Richtig Hanteltraining,* BLV, München 2004 (2)
Tittel, K.: Beschreibende und funktionelle *Anatomie des Menschen,* Urban und Fischer, 1999 (13)
Weineck, J.: *Optimales Training,* Spitta, Balingen 2000 (11)